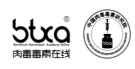

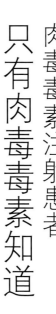

只有肉毒毒素知道

肉毒毒素注射患者必备手册

主审：德克－德雷斯勒（Dirk Dressler）

主编：骆叶　胡兴越　靳令经　万新华　吴溯帆

辽宁科学技术出版社
沈阳

图书在版编目（CIP）数据

只有肉毒毒素知道：肉毒毒素注射患者必备手册 /
骆叶，胡兴越，靳令经主编．—沈阳：辽宁科学技术出
版社，2018.10
　ISBN 978-7-5591-0764-0

　Ⅰ．①只… Ⅱ．①骆… ②胡… ③靳… Ⅲ．①肉毒毒
素－注射－手册 Ⅳ．① R996.1-62

中国版本图书馆 CIP 数据核字（2018）第 118916 号

出版发行：辽宁科学技术出版社
　　　　　（地址：沈阳市和平区十一纬路 25 号　邮编：110003）
印　刷　者：辽宁新华印务有限公司
经　销　者：各地新华书店
幅面尺寸：145mm×210mm
印　　张：5.75
字　　数：250 千字
出版时间：2018 年 10 月第 1 版
印刷时间：2018 年 10 月第 1 次印刷
责任编辑：凌　敏
封面设计：袁一娇
版式设计：鼎籍文化创意
责任校对：尹　昭　王春茹

书　　号：ISBN 978-7-5591-0764-0
定　　价：38.00 元
联系电话：024-23284363
邮购热线：024-23284502
E-mail:lingmin19@163.com
http://www.lnkj.com.cn

编著者名单

主 审

德克—德雷斯勒
（Dirk Dressler）
万新华　吴溯帆

主 编

骆　叶　胡兴越　靳令经

副主编

李建华　蔡华英　王　莉

编 者

张旭东　孙　燚　艾立坤
吴　涛　张玉芳　叶　晔
宋海新　陈　寅　张蔚思
苏俊辉　吴近芳　丁寅佳
陈小丽　陈凯文

插 图

鲁璟一　骆　叶　郭毓琪

封面设计

袁一娇

目　录

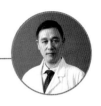

只有肉毒毒素知道·肉毒毒素注射患者必备手册

序一
医患沟通在肉毒毒素治疗中的重要性

肉毒毒素是一种强毒性的微生物毒素，在经历了致死性食物中毒毒素、罪恶的生物武器等"角色"后华丽转身，成为神奇的治疗药物。1989年美国FDA正式批准A型肉毒毒素（保妥适®）为临床新药，1993年我国同类产品（衡力®）问世。

由于肉毒毒素的独特性和不断被认识的作用机制及临床实践，以及立竿见影的临床疗效、可逆可控的毒副作用，已得到了临床同仁的广泛认同，因而其被持续不断地应用于临床，并被不断发掘其他适应证。肉毒素可有效缓解局限性肌肉过度活动性疾病，如面肌痉挛，局灶性肌张力障碍或节段性肌张力障碍（眼睑痉挛，痉挛性斜颈，口颌部、喉部、肢体、躯干肌张力障碍等），脑部和脊髓损伤继发的痉挛状态，局限性抽动障碍等。对于自主神经功能亢进性疾病（如局限性多汗、多涎、鼻溢）以及局部的疼痛性疾病（如慢性偏头痛，网球肘）等，肉毒素也有很好的治疗效果。近期还有其可用于抑郁症的辅助治疗的循证依据报道。目前其应用领域涉及神经科、康复科、泌尿科、皮肤科、整形科、疼痛科、消化科、耳鼻喉科、眼科科、精神科等多个医学领域。

肉毒毒素的临床应用广泛，但由于治疗的疾病种类不同、患者有个体差异、不同肉毒毒素制剂也有差异，因此如何提高其疗效，避免或减少其毒副作用显得至关重要。局部肉毒毒素注射技术是一门艺术，需要规范，需要不断地总结提高操作技巧。包括正确诊断疾病，判断疾病的严重程度和功能影响，建立良好的医患沟通，准确注射靶部位（如肌肉、腺体等），选择合适的毒素制剂和剂量及精准的注射技巧等。

为满足临床医师和各种接受肉毒毒素治疗的患者对注射相关治疗知识的需求，特根据我们临床中发现的常见问题，邀请部分相关领域的肉毒毒素治疗专家，我们编写了这本《只有肉毒毒素知道：肉毒毒素注射患者必备手册》，为肉毒毒素治疗初学者和患者提供一本简明、实用的手册。我在这里强烈建议接受肉毒毒素治疗者去正规医疗机构和有资质的医务人员处就诊，选用我们国家已经批准的肉毒毒素种类——目前只有"保妥适®"和"衡力®"。在治疗前，患者应与医务人员充分沟通，正确认识疾病的特征、肉毒毒素的治疗疗效、作用持续时间及相关副作用、定期随访和重复治疗的修正以获得最大的功能改善。由于肉毒毒素的基础和临床研究的不断进步，相关疾病的研究不断进展并逐渐发现各种问题，希望今后广大读者多提出问题，相关医务人员多提供经验分享和学术支持，以便本书再版时能得以补充和修正。

胡兴越

序二
求美者的常见疑问

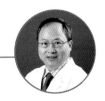

肉毒毒素在整形美容领域已经使用了20多年，在肉毒毒素的临床应用过程中，求美者常常有以下疑问：肉毒毒素会不会有毒？注射会不会很痛？注射后当天就可以工作吗？有没有副作用？会不会引起面瘫？注射后怀孕了怎么办？一旦不注射了会不会更老？下面我们就这些问题做一个科学的回答。

肉毒毒素是一种毒力非常强的神经毒素，可以阻断神经肌肉的传导，使肌肉麻痹而失去收缩功能，可以使人的全身肌肉包括呼吸肌麻痹导致中毒甚至死亡。而医学上正是应用它的这个毒力对人体进行治疗，微量地使用肉毒毒素，可以治疗神经肌肉方面的疾病，比如肌肉痉挛、角弓反张、脑瘫、斜视等。同样，它也可以应用于整形美容领域，目前在整形美容领域主要应用于：减轻皱纹尤其是面部的动态皱纹；改善体表轮廓，比如瘦脸和瘦腿；面部提升注射可以使面部年轻化；注射后可以改善肤质缩小毛孔；可以注射减轻或消除腋臭；可以治疗面部肌肉痉挛；治疗增生性瘢痕和手术后瘢痕；减轻痤疮；促进毛发生长等。肉毒毒素的应用范围非常广，而且新的用途正在不断地被挖掘出来。这种"以毒攻毒"的治疗，最关键的就是掌握好剂量，平时我们在治疗中一般只用100~200U，对于人体来说，如果要达到中毒剂量，需要2000U以上。所以，只要使用的制剂是正规的（目前我国合法制剂只有衡力®和保妥适®两款），还是非常安全的。前些年曾出现的注射后全身肌肉麻痹的患者，都是使用了非正规的制剂，那些非法的制剂中剂量大大超标，所以注射后会出现全身中毒症状。

肉毒毒素注射除皱的操作十分简单，使用非常细的针头注射，现在已经有34G的针头，只有1根睫毛的粗细，所以疼痛非常轻微，如果注射前使用麻药膏涂抹半小时，那么注射时就几乎完全不痛。整个注射过程仅需几分钟，注射后在医院观察30分钟后即可离院，不需要住院，也不会影响工作和生活。肉毒毒素注射可能出现的副作用主要是面部表情不自然、笑容僵硬、紧绷感、额部沉重感等，这些表现都会在几周内消失。偶尔会有眼睑下垂、口角歪斜等现象，这是影响了表情肌所致，并不是"面瘫"。令人放心的是，肉毒毒素的作用是暂时的，其效力在4~6个月内会自然消失，不会造成永久性的后遗症。过敏反应的发生率极低，临床上注射之前都不需要做皮试。

至今还没有研究证实治疗剂量的肉毒毒素会对孕妇和哺乳期妇女造成危害，但为了安全起见，备孕期、孕期、哺乳期不建议注射肉毒毒素，尤其是备孕的女性，不要冒险注射肉毒毒素。对于不慎在备孕期注射了肉毒毒素的女性，是否会对胎儿有影响，目前医学上还没有直接证据。对小鼠的实验室研究显示，怀孕小鼠注射20U/kg以上的肉毒毒素后才会对胎鼠产生影响。而这一剂量对于人类来说，相当于使用了1000U。所以按此推算，少量的肉毒毒素注射，而且在注射后数月才怀孕，应该不会对胎儿产生严重的影响。但是，最安全的方法是在备孕期不要注射肉毒毒素。

对于肉毒毒素注射，江湖上还流传着一些以讹传讹的不正确的认知。比如"长期注射肉毒毒素会对身体造成危害"，这在理论上并不成立，因为肉毒毒素是一种蛋白质，会随着时间在人体内逐渐代谢，半年左右就消失了，并不会像重金属一样，在体内累积。还有人说"注射一旦停下来，会出现更衰老的外貌"这也是没有理论依据的，因为肉毒毒素仅仅是通过减弱肌肉收缩力来达到消除皱纹的效果，如果停止注射，肌肉的收缩就会恢复，并不会更衰老。国外有一个证据显示，一对孪生姐妹，一位注射肉毒毒素，另一位不注射，数年后，注射的这位明显比不注射的那位年轻。

综上所述，对于肉毒毒素相关的一些疑问，在阅读了这本小册子之后，一定会有更科学、更清晰的认知，肉毒毒素可以使您更美、更自信。

吴溯帆

序三
神器毒药，不止于美

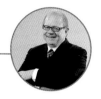

众所周知，如今肉毒毒素已被应用于越来越多的疾病治疗之中，它甚至从根源上改变了许多疾病的诊治理念。

肉毒毒素类药物与其他任何药物都完全不同，它们的疗效令人赞叹不已。值得一提的是，其主要成分——肉毒毒素（全称"肉毒杆菌神经毒素"）却曾作为一种毒物，在食品安全和生物细菌战中有过一段不幸的历史。

令人意外的是，这也促进了肉毒毒素治疗的研究，人们渐渐了解到这种物质是什么，以及它又是如何发挥作用的。对于医师来说，大量研究数据的支持更加利于他们制订治疗方案。然而，对于患者及其家属来说，能接收到的信息仍很少，一些出处不明的医学信息甚至会引起很大的误解。

这本书正是为了填补这些信息空白而诞生的。它是由中国医学各个领域的多位知名专家共同撰写而成，希望为患者及其家属提供专业、准确和可靠的信息。同时这本书巧妙的布局和图文搭配，也将以一种清晰、直接的方式，让人们更加容易理解本书所要传递的信息。

最后，非常感谢各位编者在这一浩大工程上的付出，我希望所有的读者朋友都能找到他们想要的东西。

德克—德雷斯勒（Dirk Dressler，MD，PhD）
神经病学教授、运动障碍科主任、神经病学系、汉诺威医学院
汉诺威，德国

肉毒毒素是肉毒杆菌分泌的细菌内毒素，作用于胆碱能运动神经的末梢，使肌肉松弛

肉毒杆菌

肉毒毒素

肉毒毒素是一种天然、纯化的蛋白质，是科研人员根据肉毒杆菌所产生的毒性物质纯化的一种毒素制剂，也是世界上第一个用于临床治疗的微生物毒素制剂。1989年美国食品药品管理局（FDA）正式批准注射用A型肉毒毒素（保妥适®）作为临床新药上市。随后，1993年我国兰州生物制品研究所自主研发的国产A型肉毒毒素（衡力®）获中华人民共和国卫生部新药证书及试生产文号，并于1997年2月获准字号，使中国成为继美国、英国后第三个生产肉毒毒素的国家。

肉毒毒素的作用可以使肌肉放松，使腺体分泌减少，缓解疼痛，除皱及祛瘢等，因此被广泛应用于临床治疗领域（包括神经科、康复科、泌尿科、疼痛科、消化科、耳鼻咽喉科、眼科等）及美容领域。随着目前国内外基础及临床研究的逐渐积累，肉毒毒素的适应证也逐渐扩大，其应用已远超出药物注册或说明书的使用范围，目前除了应用于肌张力障碍（眼睑痉挛、痉挛性斜颈等），肌肉痉挛性疾病外，还应用于自主神经性疾病（多汗症、流涎症等），括约肌疾病（肛裂、膀胱反射亢进等），美容（除皱、祛疤）及疼痛（偏头痛、三叉神经痛、肌筋膜痛等）等方面，为广大患者带来希望。

肉毒毒素是一种局部注射用药物，其作用时间一般在4～6个月，疗效根据使用目的和使用者自身情况不同而稍有差别。其不良反应罕见。在中国，肉毒毒素是一种处方药品，有资质的医院及诊所才能提供注射服务，因此需要患者提高安全就诊意识，安全有效地接受肉毒毒素治疗。

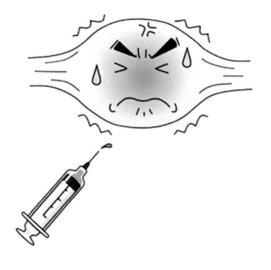

　　为了帮助广大患者了解肉毒毒素的基础知识、适应证以及不同肉毒毒素产品的相关信息，减小在治疗过程中所遇到的问题及困惑，我们组织了一批国内肉毒毒素治疗领域和美容领域的专家，就各自擅长的领域及学科进行了归纳总结。同时结合目前国内肉毒毒素应用的形势及市场发展，从患者角度出发，总结在治疗过程中遇到的常见问题及解决方法。从理论到实践多方面普及肉毒毒素相关知识。

　　本书以手册方式出版，着重于肉毒毒素基本知识科普以及临床适应证的介绍，简单明了，使患者阅读后能正确认识及选择肉毒毒素治疗，为安全规范肉毒毒素治疗提供了极好的理论基础。

第二部分
分论 治疗部分

第一章 面肌痉挛

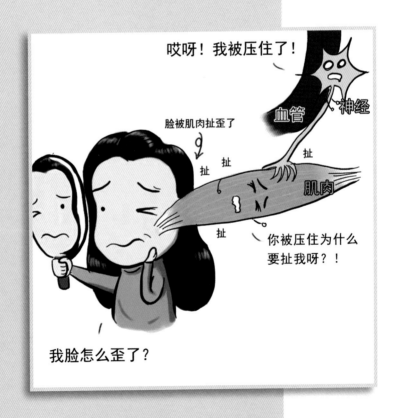

1. 面肌痉挛的病因是什么?

答:　面肌痉挛是一种周围性面神经疾病，常见的病因是异形的血管襻在面神经出脑处压迫面神经根，少数人也可能是因桥小脑角区的肿瘤、肉芽肿、血管畸形等病变压迫所致。

2. 目前在临床上，面肌痉挛的常用治疗方法有哪些？如何选择？

答:　通常临床上治疗面肌痉挛的有效方法主要有口服药物治疗、微血管减压手术以及局部肉毒毒素注射治疗三大类。

对于起病初期，症状较轻的患者可以尝试口服药物治疗，但口服药物治疗对病程时间长、症状重的患者往往疗效不佳。

用A型肉毒毒素治疗偏侧面肌痉挛是近20年来国内面肌痉挛治疗的主要手段。不同文献报道，该疗法可使76%~100%的患者症状得到明显改善或完全缓解，平均疗效持续时间2.6~6个月。其安全性、有效性、简便性好，单次治疗起效快，疗效时间较长的优点使其在临床上得到广泛应用。但该疗法仅是对症治疗，不是病因治疗。

对于患有原发性面肌痉挛，痉挛症状严重，影响日常生活和工作，手术意愿强烈，应用药物或肉毒毒素治疗疗效差的较年轻患者可考虑采取微血管减压手术治疗，有效率为88%~97%。但该疗法可使患者出现颅神经功能障碍、脑干及小脑损伤、出血、脑脊液漏等较严重的并发症，有0.1%手术相关的死亡率，患者2年复发率达20%~25%。

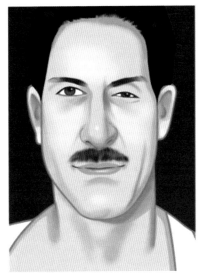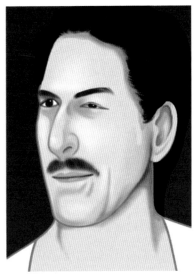

3. 注射肉毒毒素治疗后，多久能起效？

答：　一般注射后3~5d起效，1~2周达高峰。

4. 注射肉毒毒素治疗后一段时间内，出现眼睑水肿、面部水肿是什么原因？要怎么处理？

答：　这可能与痉挛消除、局部体液动力学改变有关。组织液体积聚导致的眼睑及面部水肿，通常1~2周内可自行缓解；局部的按摩对改善水肿稍有帮助。

5. 注射肉毒毒素治疗面肌痉挛的常见副作用有哪些？

答：　采用肉毒毒素治疗面肌痉挛的副作用主要包括与注射

靶肌肉无力相关的反应及注射局部的反应。一般均为自限性，通常2~8周可完全恢复。前者包括上睑下垂、复视及视物模糊、额纹不对称和眉下垂、口角歪斜、眼睑闭合不良及流泪等。有经验的肉毒毒素注射医师可最大程度减少副作用的发生。罕见的副作用有全身流感样症状或过敏。

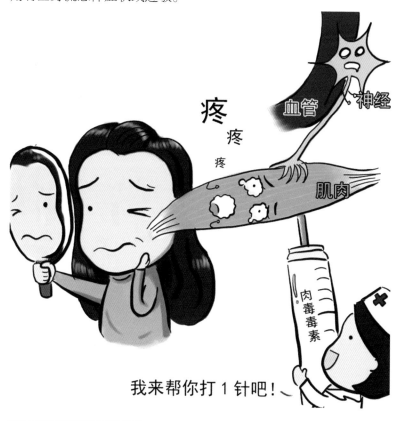

6. 在治疗周期内，患者需注意哪些方面的变化，以便于复诊时医师能更了解病情的发展？

答： 患者应注意观察注射后是否发生相应的副作用，评估症状改善是否完全，及时做好视频记录。并注意记录症状缓解的时间及复发的时间。这些有助于下次复诊时医师对注射总体剂量和局部剂量进行调整。

7. 在治疗周期内，有无饮食禁忌等注意事项？

答： 肉毒毒素治疗无特殊的饮食禁忌，但应避免与有神经肌肉接头功能的药物联合使用，最常见的是氨基糖苷类的抗生素。有些患者反馈，注射肉毒毒素后饮酒会降低药物疗效，延缓起效，对此虽无明确的临床依据，但患者应适当注意。

8. 面肌痉挛是否可以利用手术根治？它的手术风险及根治率如何？

答： 对于原发性面肌痉挛的患者，如果其痉挛症状严重，影响日常生活和工作，手术意愿强烈，应用药物或肉毒毒素治疗疗效差，那么，可考虑对其采取手术治疗。手术治疗有效率为88%~97%。但手术疗法可使患者出现颅神经功能障碍，脑干、小脑损伤、出血、脑脊液漏等较严重的并发症，有0.1%手术相关的死亡率，患者2年复发率高达20%~25%。而对于眼睑痉挛的患者，目前尚没有根治的手术方法。

9. 双侧面肌痉挛是否常见？

答： 双侧面肌痉挛的患者是非常少见的。在邵逸夫医院肉毒毒素治疗中心，关于面肌痉挛的流行病学调查中，我们发现双侧同时受累的患者为7/1043。如果有患者双侧同时存在痉挛，建议首先要找有经验的医师根据异常动作的模式鉴别是否是眼睑痉挛、抽动或是其他运动障碍疾病。

10. 女性患者在月经期时是否可以注射肉毒毒素？

答：女性患者月经期不是肉毒毒素治疗的绝对禁忌证，但一定会增加注射部位出血、瘀青的风险，所以建议女性患者尽量避开月经期注射。

11. 注射过肉毒毒素后，眼睛有点肿，可否使用抗生素？

答：注射过肉毒毒素后眼睛有点肿，这可能与痉挛消除、局部体液动力学改变、组织液体积累有关，一般可自行缓解。这并不是眼睛感染，所以不用使用抗生素或是滴抗感染的眼药水。

12. 如果要注射肉毒毒素，近期是否要停用阿司匹林、华法林等药物？

答：一般来说，正在服用阿司匹林或华法林药物的患者注射肉毒毒素较普通人群更容易出现局部的瘀青，但面部肌肉的肉毒毒素注射均较表浅，只要注射时医生做好充分的压迫止血、注意注射方法，患者一般不会引起较严重的血肿。而停用阿司匹林或华法林往往会使患者患有心脑血管疾病的风险增加，所以一般

13. 注射肉毒毒素后引起的面瘫及面部僵硬感，是否需要通过中医针灸消除？

答：注射肉毒毒素后引起的面瘫及面部僵硬感是常见的药物副作用，一般2周后会逐渐消退，与普通的周围性面瘫并不是同一种疾病，一般不推荐进行针灸治疗。

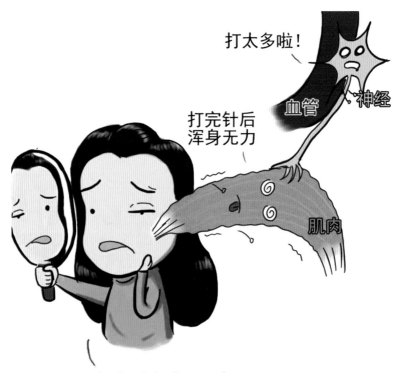

啊！打完后变成肌无力了！

14. 面肌痉挛患者就诊时医师开的处方里有甲钴胺，它有什么作用？

答： 甲钴胺是临床常用的神经营养类药物，对早期面肌痉挛患者可能有效。

15. 面肌痉挛患者注射肉毒毒素之后局部效果不佳，应该如何缓解？

答： 应遵医嘱，先复诊确认效果不佳的原因。具体可以考虑通过调整注射部位与注射剂量等方法加以缓解。

第二章 眼睑痉挛

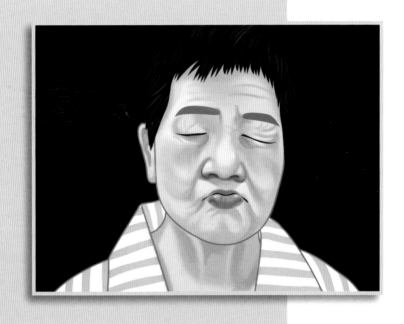

1. 眼睑痉挛的病因是什么？

答： 眼睑痉挛是一种常见的局灶性肌张力障碍性疾病，是脑内核团神经功能紊乱导致的一种运动障碍。具体的发病机制目前尚不明确。

2. 在日常生活中，有什么办法能预防眼睑痉挛的发作或加重？

答： 在疾病早期，有部分患者可存在感觉诡异，通过用手触摸额头、脸颊或是佩戴墨镜等可使症状一过性缓解，而病程久的患者，这些方法的作用就不明显了。但可以肯定是，过度的疲劳、紧张、用眼疲劳可以加重疾病的症状，所以患者在日常生活中保证充足的睡眠、调整好心态将有助于减轻发病症状。

我总是不停地眨眼睛
根本停不下来。

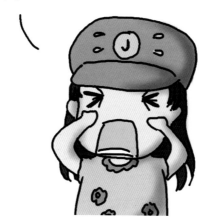

3. 利用肉毒毒素来治疗眼睑痉挛的治疗原理是什么?

答: 肉毒毒素是通过阻滞运动神经末梢乙酰胆碱的释放以达到松弛肌肉的作用。通俗地说,就是把眼周肌肉过强的收缩消除,即可恢复其正常的功能。

4. 肉毒毒素治疗眼睑痉挛会影响面部表情吗?

答: 肉毒毒素治疗眼睑痉挛并不影响中下面部的肌肉,所以对面部表情的影响相对较少;但部分患者还是会觉得眼周有些僵硬不自然,皱眉的时候眉间的皱纹减少或者消失,但这些影响一般都是自限性的,不会长期存在。

5. 注射肉毒毒素治疗眼睑痉挛的疗效能维持多久?

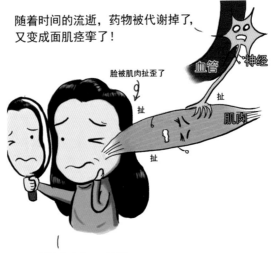

随着时间的流逝,药物被代谢掉了,又变成面肌痉挛了!

脸被肌肉扯歪了

血管　神经

扯

肌肉

扯

我该再去打1针了。

答：　国外文献报道，采用肉毒毒素治疗眼睑痉挛的疗效时间平均为2.5个月，但治疗剂量较国内偏低。我们肉毒毒素治疗中心大多数患者的疗效可以维持3个月以上，少数可达半年。

6. 眼睑痉挛患者使用某些护肤品或者化妆品是否会影响肉毒毒素的疗效？

答：　目前没有发现某一化妆品会影响肉毒毒素的起效及作用维持时间。

7. 眼睑痉挛患者如何选择复诊或者再次注射的时机？

答：　两次注射的间期至少在3个月以上，一般症状复发，影响到眼睛功能及日常生活的话，患者就可以来院再次注射了。

8. 若注射肉毒毒素治疗眼睑痉挛无效或者效果不显著，要如何安排下一步的治疗？

答：　如果眼睑痉挛的患者遇到肉毒毒素治疗无效或者效果不显著，首先在治疗后2周左右复诊，让有经验的医师判断疗效不好是因为剂量不够导致的还是产生副作用导致的，以便于下次治疗时调整剂量。不能及时复诊的患者，也可以利用手机或是其他工具录制一段当时的视频信息，以便于复诊时让医师进行判断。

9. 注射肉毒毒素治疗眼睑痉挛，常见的副作用有哪些?

答： 肉毒毒素治疗眼睑痉挛的副作用的发生率比较低，一般均为可逆性，2~8 周可完全恢复。其中最常见的副作用为与靶肌肉相关的肌肉无力以及局部瘀青、水肿等。前者表现为上睑下垂、视物模糊甚至视物成双等。罕见的副作用表现为全身流感样症状或过敏。

10. 眼睑痉挛患者在什么情况下，近期内不适合进行肉毒毒素注射治疗?

答： 如果近期准备怀孕或是已经怀孕的女性，我们不建议进行肉毒毒素治疗。另外如果两次治疗间期不到3个月，我们也会建议至少间隔3个月之后再行注射治疗。

11. 随着注射次数的增加，肉毒毒素治疗眼睑痉挛的效果是否会明显减弱?

答： 目前已有的大多数临床实验研究证实肉毒毒素治疗眼睑痉挛有长期有效性，我们在临床观察中接触了大量长期、定期治疗的患者，并没有观察到长期治疗后一定会出现疗效减退的现象。

12. 眼睑痉挛患者注射完肉毒毒素之后，出现额头痛如何缓解？

答： 额头痛和眼睑痉挛是两种病，其属于头痛范畴。患者可以先服用治疗头痛的药物。慢性偏头痛经常发作、药物疗效差的患者，可以考虑通过注射肉毒毒素来预防或治疗慢性偏头痛。

第三章 口下颌肌张力障碍

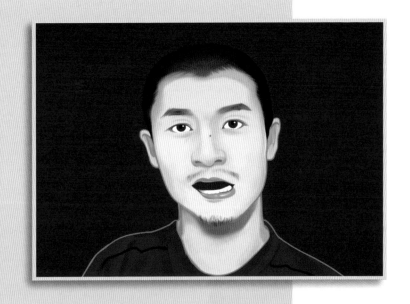

1. 舌头的不自主运动能采用肉毒毒素治疗吗？

答：　舌肌的不自主运动需要使用肉毒毒素注射舌肌治疗，但患者在注射后容易出现吞咽困难、舌根后坠的副作用。所以治疗时一般需要权衡利弊。当舌肌不自主运动严重影响到患者进食，或存在舌咬伤的情况时，才谨慎地进行注射。

2. 磨牙可以采用肉毒毒素治疗吗？

答：　可以，对于严重磨牙患者可使用肉毒毒素注射咬肌、颞肌、翼内肌。建议在肌电图的引导下注射。

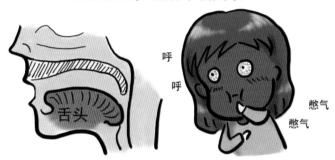

舌不自主抖动和磨牙
都可以用肉毒毒素治疗

但治疗后容易引起
舌根后坠，造成呼吸困难

舌头　呼　呼　憋气　憋气

3. 什么是Meige综合征？

答： Meige综合征是眼睑不自主抽动（眼睑痉挛）合并口下颌肌张力障碍（肌张力障碍累及口周、鼻旁、下面部肌肉），属于节段性肌张力障碍。

4. 口下颌肌张力障碍可以采用药物治疗吗？

答： 与其他肌张力障碍治疗类似，口下颌肌张力障碍治疗可以选用药物治疗：抗胆碱类药物，如苯海索；肌松药，如巴氯芬；苯二氮䓬类药物，如氯硝西泮。但药物疗效有限，患者常因口干、头晕等副作用而不能耐受。

5. 口下颌肌张力障碍与抗精神病药物有关吗？

答： 长期服用抗精神病药物、抗抑郁症药物、部分胃药的患者，可出现迟发性运动障碍，表现为口下颌或其他部位的不自主运动。对于此类患者，除注射肉毒毒素治疗之外，积极地调整原基础用药也是治疗的关键。

第四章 面颈部抽动障碍

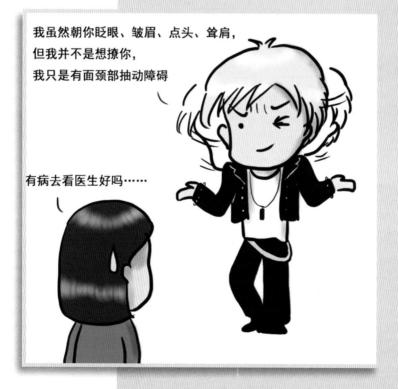

我虽然朝你眨眼、皱眉、点头、耸肩，
但我并不是想撩你，
我只是有面颈部抽动障碍

有病去看医生好吗……

1. 什么是抽动障碍？

答：抽动障碍是指快速反复的肌肉收缩引起的不自主的肢体活动及发音，多在儿童时期发病，患者有时可短时间控制抽动不发作，紧张、压力或者特殊毒品的使用等情况可加重发作。抽动障碍可表现为简单的眨眼、皱眉、点头、耸肩、清嗓子、咳嗽等动作，也可表现为复杂的整理外表、模仿他人等动作。

2. 为什么会发生抽动障碍？

答：发生抽动障碍的病因尚不清楚，目前的研究显示，该疾病的发生与遗传等因素相关，同时男孩比女孩更容易发病。

3. 抽动发作会一直持续存在么？

答：随着青春期的结束，大多数患者抽动发作会完全缓解。伴有类似家族史的患者，抽动情况则有可能会持续存在。

4. 青少年抽动障碍会有其他方面的影响吗？

答：抽动障碍的患者常伴有精神疾病，如多动症（ADHD）、强迫—冲动症等，以及伴有焦虑、抑郁、学习困难等影响。

5. 抽动障碍有哪些治疗方法呢？

答：对于轻度且无功能受损的患者，无须进行药物治疗，可以进行认知行为治疗、家庭治疗等。对于抽动障碍明显且影响日常生活的患者，除了进行认知行为治疗、家庭治疗外，可以进行药物治疗。对于抽动累及全身或者复杂发作的患者，可考虑使用丁苯那嗪、氟奋乃静、利培酮等药物治疗。对于局灶性抽动尤其是面颈部或者发音受累的患者，可考虑局部注射肉毒毒素治疗。

6. 肉毒毒素治疗抽动障碍有效果吗？

答：对于面颈部抽动障碍的患者，可考虑采用肉毒毒素治疗。加拿大的一项临床研究表明，肉毒毒素注射可减少抽动发作的频率、减轻对于抽动发作的渴望。美国神经病学学会在其发表的《肉毒毒素治疗综述》中也提出，肉毒毒素注射对于抽动障碍可能有效。

7. 抽动障碍需要进行手术治疗吗？

答：随着对抽动障碍研究的不断深入，人们目前认为，对于难治性抽动障碍患者，可以考虑进行深部脑刺激术（DBS）。

第五章 流涎症

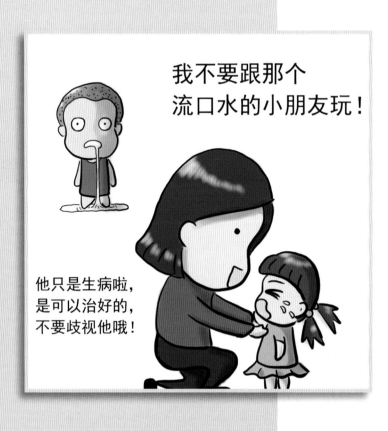

1. 什么叫流涎症?

答： 流涎症是指因涎腺分泌旺盛或吞咽障碍等造成唾液溢出口角或吞咽、外吐频繁不适的一组综合征。通俗地说，就是过多地流口水。

2. 流涎症是怎么产生的?

答： 生理性流涎见于婴儿，一般在婴幼儿15~18个月时自行终止。病理性流涎常由神经性肌肉功能障碍、唾液分泌增多、感觉障碍、解剖结构异常引起。其中神经性肌肉功能障碍为最主要的因素。脑瘫是儿童流涎症最常见的病因，帕金森病是老年人流涎症最常见的原因。

3. 流涎症有什么治疗方法?

答： 目前治疗流涎症的方法主要有以下几种：

（1）口服药物：主要是M-胆碱受体阻滞剂，有阿托品、苯海索、东莨菪碱等。但对全身副作用较大，作用有限。

（2）唾液腺局部注射肉毒毒素治疗。

（3）手术治疗：包括摘除大涎腺、腮腺及颌下腺导管结扎或转位、副交感神经切断术。

4. 流涎症患者采用肉毒毒素治疗后有什么副作用?

答： 副作用较少。偶有口干、咬肌无力、局部胀痛等反应。如注射不恰当，亦有吞咽困难、构音障碍等副作用的报道。但上述不良反应均为一过性，可自行缓解。

5. 采用肉毒毒素治疗流涎症应打在哪里？复杂吗？

答： 目前唾液腺的肉毒毒素注射方法为选择腮腺和下颌下腺局部注射治疗。轻中度流涎症可选择单一腮腺内肉毒毒素注射，重度患者可选择腮腺和下颌下腺同时注射。推荐在超声引导下进行注射。治疗方便、快捷。

第六章 喉部肌张力障碍

我……那个……嗯……唔……买……
……嗯呃呃……小青菜……唔……

买个菜你紧张什么？？？

1. 什么是痉挛性构音障碍？

答：喉部肌张力障碍又称痉挛性构音障碍。这是一种罕见的疾病，因累及控制喉咙中声带的肌肉，导致患者难以正常讲话。痉挛性构音障碍最常影响女性，一般开始于中年（30～60岁之间）。痉挛性构音障碍有2种主要类型：最常见的类型被称为"内收型"，可导致患者的言语听起来支支吾吾、紧张和哽噎；另一种类型被称为"外展型"，它可导致患者的言语听起来带呼吸声，如同耳语。其中约2/3患者是内收型痉挛性构音障碍。

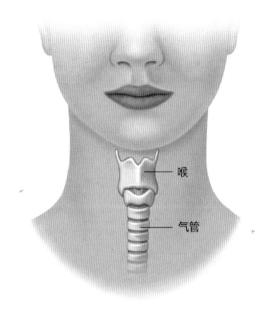

喉（发出语音的"盒子"）是气管的顶部。喉部有声带，是让人说话的结构。控制喉咙中声带的肌肉称为"喉肌"。

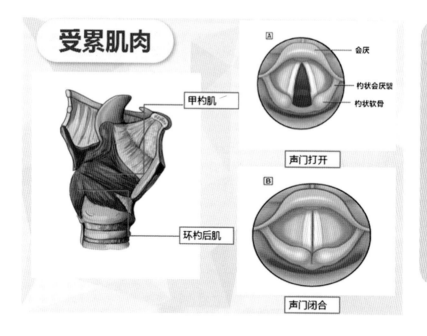

受累肌肉

甲杓肌

环杓后肌

会厌

杓状会厌襞

杓状软骨

声门打开

A

B

声门闭合

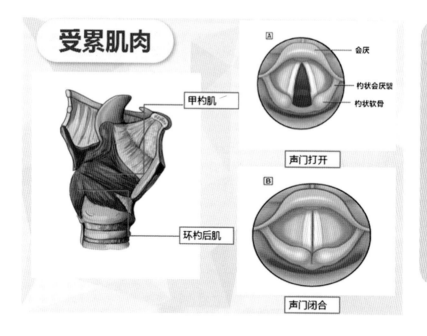

2. 什么可导致痉挛性构音障碍?

答： 目前尚不清楚病因。但人们知道痉挛性构音障碍是因为喉咙中的肌肉痉挛所致，因此推测此病是因为某个控制声带动作的脑部区域发生问题所致。

3. 应该就诊吗?

答： 是的，如果您有新发言语问题且不消退，应前去就诊。

4. 需要接受检查吗?

答： 需要。医生有时会采用一种叫"鼻咽镜"的特殊工具来观察声带的运动。

5. 痉挛性构音障碍如何治疗?

答： 主要治疗方法是向喉内肌肉中注射A型肉毒毒素，这可帮助肌肉放松，减轻痉挛性发音障碍的症状。

6. A型肉毒毒素治疗痉挛性构音障碍的效果如何?

答： A型肉毒毒素治疗痉挛性构音障碍的疗效已得到了国内外的认可，尤其是对内收型痉挛性构音障碍的疗效。

1984年，A型肉毒毒素首次被用于治疗喉肌肌张力障碍的治疗，效果显著。美国耳鼻咽喉专家布利策曾对900例痉挛性构音障碍患者进行了12年的治疗和随访，结果发现采用小剂量肉毒毒素治疗后，可以明显改善患者的语音障碍指数，可提高患者的发音功能（减少微扰、基频，改善声谱特征），改善讲话流利程度，延长发音最长时间。对于内收型痉挛性构音障碍，A型肉毒毒素的起效时间平均为2.4d，峰值为9d，持续15.1周，平均恢复89.7%的正常功能。现美国耳鼻喉—头颈外科学会已认可A型肉毒毒素作为痉挛性构音障碍的首选治疗方法。

7. A型肉毒毒素治疗痉挛性构音障碍安全吗?

答： 只要精准注射靶肌肉，A型肉毒毒素治疗痉挛性构音障碍总体上是安全的。常见的不良反应包括一过性声音嘶哑、吞咽及呼吸困难。不良反应基本轻微且可逆。

第七章 痉挛性斜颈

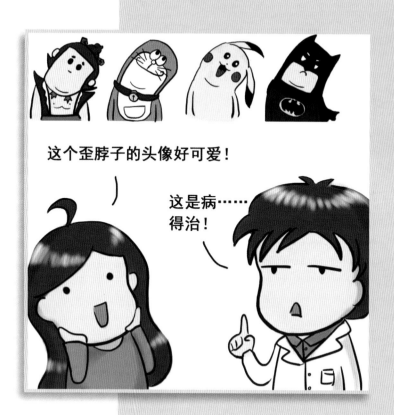

1. 斜颈注射肉毒毒素治疗无效的患者应该继续什么样的治疗？吃什么药物可以有帮助？

答： 首先要确定治疗无效的原因。应该在注射1个月仍然无效的前提下复诊。

如果注射肉毒毒素的肌肉是软的，那么要调整注射部位。

如果是剂量不够，则考虑加大注射剂量。

如果注射过的肌肉仍然是硬的，那么说明此块肌肉产生了耐药性，这种情况可考虑使用B型肉毒毒素（中国还没有）；或在中断注射12~18个月后，再考虑试用另一种品牌的A型肉毒毒素产品。

还可以配合口服药物和康复锻炼来全面治疗斜颈。药物治疗颈肌张力障碍部分有效。可以考虑的药物为抗胆碱药、苯二氮䓬等，但须遵医嘱。

2. 如何缓解斜颈疼痛？

答： 以具体的疼痛部位来定。颈部疼痛是斜颈的症状之一，可以考虑采用肉毒毒素治疗；如果是注射后出现疼痛，则应视疼痛部位和症状来定，建议尽快就医。

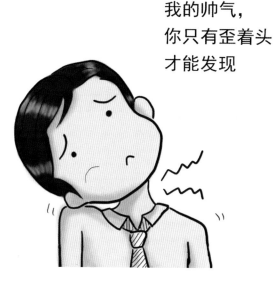

我的帅气，
你只有歪着头
才能发现

3. 斜颈患者平时的锻炼方法有哪些？

答： 斜颈患者不宜进行经常性的颈部运动，建议用打太极拳的方式来锻炼，打得好不好没关系，重要的是保持一个平和的心态。

4. 斜颈患者注射肉毒毒素有无饮食禁忌？

答： 并无饮食禁忌。

5. 斜颈患者随着年龄的增长症状会不会减轻？

答： 目前来说痉挛性斜颈呈现逐渐发展的趋势，一般不会自行痊愈。大约10%的患者有缓解期，通常发生在起病的1年内。多数患者在病情缓解的数年之后复发，如不经治疗，症状往往持续不见好。

6. 斜颈患者平时对烟酒有什么要注意的吗？

答：并无烟酒禁忌。

7. 长期（几十年）打肉毒毒素会有耐药性吗？

答：反复注射肉毒毒素以后，尤其是在大剂量使用的情况下，有可能产生耐药性，它也可以造成临床疗效的下降，在排除这些因素的情况下，我们可能要考虑对注射的剂量，还有注射的部位做一个调整，以期获得更好的疗效。另外，有些人会产生耐药性，有些人不会产生，这个耐药性的产生也是因人而异的。

8. 斜颈患者打完肉毒毒素之后为什么会背痛，如何解决？

答：背部疼痛的位置是否为靠近颈部注射的地方，如果是，邻近组织的疼痛是常见的不良反应之一，通常情况下在数周内可以得到缓解。

9. 斜颈患者颈部疼痛是否适合做按摩？

答：按摩和热敷都可以，可以暂时缓解疼痛，但不长久，可以在疼痛明显的地方注射肉毒毒素，还可以配合口服巴氯芬片。

10. 斜颈是否会遗传？

答：大约12%的斜颈患者有家族史。

11. 斜颈的病因是什么？

答：斜颈的病因与发病机制尚不明确。斜颈也可以继发于创伤或其他疾病，例如肌肉疾病、骨骼疾病、脊髓疾病、颅内疾病、眼部病变以及前庭病变等。

12. 斜颈患者是否会伴发头部震颤？

答：大部分特发性斜颈患者在诊断时即有头部震颤症状。

13. 头部震颤的药物治疗方法有哪些？

答：头部震颤应根据不同的病因来进行诊断，明确病因后才可以对症下药。大部分痉挛性斜视患者伴有头部震颤，首选A型肉毒毒素注射治疗；胆碱能药物、苯二氮䓬类药物、巴氯芬有效；若疗效欠佳，可考虑进行脑起搏器等手术治疗。

14. 斜颈患者见到别的患者为何会加重病情？

答：紧张、劳累、生气等因素是病情加重的诱因，如果见到别的斜颈患者感到紧张，则有可能导致病情加重。

15. 斜颈患者肉毒毒素治疗并配合心理疏导会不会效果更好？

答：心理暗示治疗是斜颈的辅助治疗方法之一，再次强调：平和的心态很重要。

16. 前次注射肉毒毒素之后，在哪种状态下再注射效果最好？比如是在头部已经偏转后去注射，还是已经感觉到将要偏转的时候就去注射？

答：通常情况下，肉毒毒素的作用时间维持在3～6个月，并根据不同人的病情状况与注射的部位而有所不同，建议患者定期复诊，尤其应在感觉头部即将出现不适的时候尽快复诊。

17. 睡姿会不会影响斜颈疾病？

答：斜颈患者多数有感觉诡计，与其睡姿没多大关系，也无法靠注意睡姿来控制疾病。

18. 斜颈患者一开始是否容易被误诊为颈椎病，如何区别颈椎病和斜颈？

　　答：可以通过肌肉触诊、评估姿势、评估患者对感觉欺骗的反应、评价感觉欺骗前后颈部主动及被动活动范围的变化等方法来排除颈椎病的可能，建议尽早就医。

第八章 头面部疼痛

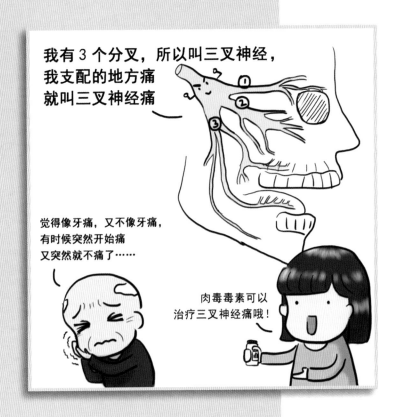

1. 什么是三叉神经痛？

答：三叉神经痛属于面部的疼痛，一般是单侧疼痛，偶有双侧疼痛，为老年人最常见的神经痛之一。发病率随年龄增长而逐渐上升。三叉神经痛导致面颊、下面部或眼周出现锐性刺痛。这种疼痛可持续数秒至数分钟。典型的三叉神经痛有如下特点：①疼痛局限于三叉神经分布区（一侧面部），一般以单侧上颌支（额头）、下颌支（口周鼻翼旁）多见，眼支少见。②疼痛呈现突发突止的特点，间歇期时间长短不定，发作时较剧烈，如刀割、电击样、刺痛。③往往存在扳击点，轻触扳击点可诱发疼痛，扳机点一般位于鼻翼旁、口周等中线附近。另外咀嚼、讲话、刷牙、面部接触冷空气、微笑、皱眉、扮鬼脸等因素可诱导疼痛发作。④除少数有同侧面部感觉减退外，一般无异常体征。三叉神经痛呈现病程愈长，发作愈频繁的特点，很少自愈，对患者的日常工作和生活影响较大。

2. 三叉神经痛需要检查吗？

答：可能需要。通过了解症状和体格检查，医师应该能够告知是否存在三叉神经痛。他们会进行一些其他检查来获取关于病因的信息。这些检查包括脑部核磁共振成像（MRI）或CT扫描。这些影像学检查能显示脑部的图像。

三叉神经痛根据病因的不同分为原发性和继发性两种。原发性三叉神经痛是指临床上无神经系统体征，同时不存在器质性病变，约占全部三叉神经痛的80%。目前认为，三叉神经被血管压迫是三叉神经痛的主要原因。而继发性三叉神经痛多有明确的病因，如疱疹病毒感染后、外伤、多发性硬化、颅内肿瘤、血管畸形等。头颅核磁共振成像（MRI）和三叉神经反射测试是鉴别原发性三叉神经痛和继发性三叉神经痛的重要检查手段。

3. 三叉神经痛如何治疗？

一般通过药物来治疗。医师可使用不同类型的药物来治疗三叉神经痛。大多数情况下，医师会开具一种通常用于预防癫痫发作的药物，这些药物能抑制引起疼痛的神经信号。

继发性三叉神经痛主要是针对病因进行治疗。原发性三叉神经痛的治疗以药物治疗为主。在美国神经病学会与欧洲神经病学联盟共同提出的《三叉神经痛治疗指南》中提到，药物卡马西平、奥卡西平仍作为一线治疗药物。其他药物如拉莫三嗪、加巴喷丁、普瑞巴林等抗癫痫药物及巴氯芬、替扎尼定等非抗癫痫药物可作为二、三线治疗药物。但是药物治疗的不良反应较多，且长期使用药物，疗效会逐渐下降。可能会出现较多的药物不良反应，如恶心、头晕、共济失调、肝功能损害、血细胞减少等，严重时影响患者的生活。

对于大多数患者，药物能帮助减少患者的三叉神经痛的发作次数并减轻疼痛程度。然而，如果药物治疗帮助不大或引起过多副作用，医师会讨论选择其他治疗方法。这些选择包括不同类型的手术操作，如选择微血管减压术、伽马刀放射治疗、半月神经节射频热凝术等有创治疗，以抑制神经和减少神经放电的可能性。这些手术治疗可能有助于缓解症状，但有时会出现副作用，包括面部麻木或疼痛。

不能耐受手术，又无法耐受药物治疗副作用的患者，怎么办？有数据支持肉毒毒素注射可能对难治性三叉神经痛有效。

4. A型肉毒毒素治疗三叉神经痛有效吗？

2014年的文献综述鉴定了2项评估肉毒毒素治疗三叉神经痛的小型随机对照试验。最大型的试验将42例药物治疗三叉神经痛失败的患者随机分配22人到接受A型肉毒毒素组，20人到安慰剂组（生理盐水），将药物注射至疼痛部位的皮肤或黏膜内。在12周时，同安慰剂组相比，分配至肉毒毒素注射组的患者表现出平均疼痛评分和疼痛发作频率均显著下降。此外，肉毒毒素注射组的有效患者数量（定义为疼痛评分减少50%及以上）显著多于安慰剂注射组（68%与15%）。这是一个双盲对照临床研究，属于一级研究。卡洛斯（Carlos）对12例原发性三叉神经痛患者的疼痛区域及扳机点注射了A型肉毒毒素，剂量从20U~50U，结果发现有10例患者在注射后数分钟疼痛就得到了缓解。此前这12例患者中有11例在服用抗癫痫药，有4例进行过手术治疗，均不能有效缓解疼痛，属于难治性三叉神经痛的病例。因此A型肉毒毒素注射可以尝试用于治疗难治性三叉神经痛。

5. A型肉毒毒素治疗三叉神经痛安全吗？

答： A型肉毒毒素治疗三叉神经痛总体是安全的，副作用轻微且可逆。副作用包括肉毒毒素注射治疗后患者出现面部不对称、面部肌肉发僵感，注射部位瘀血、水肿等。副作用一般均为自限性，通常1~3周内自行缓解。

6. 什么是带状疱疹后神经痛？

答： 带状疱疹后神经痛的最常表现为带状疱疹急性发作后从未缓解的持续性疼痛。疼痛能造成巨大的痛苦，尤其对于老年人。症状可严重到干扰睡眠、食欲或性功能。

急性疱疹性神经痛是指疼痛开始于皮疹出现前或伴随皮疹出现且从发作起持续多达30d。亚急性疱疹性神经痛是指疼痛在皮疹治愈后仍持续发作，但在发作后4个月内消退。带状疱疹后神经痛指疼痛从皮疹发作开始起持续超过4个月。

疼痛类型主要有3种：持续性烧灼痛、阵发性刺激痛、针刺样痛。往往伴感觉缺失区，痛觉异常，如穿上衣服，摩擦皮肤就会出现剧烈疼痛。胸部神经、颈部神经和三叉神经最常受累。三叉神经受累时还伴头痛、流泪、眼痛等。

7. 怎么治疗带状疱疹后神经痛？

答： 带状疱疹后神经痛是困扰中、老年人群的顽固痛症之一，持续时间短则1~2年，如不采取有效措施控制疼痛，疼痛时间可长达3~5年，甚至超过10年。临床治疗困难，患者因长期遭受疼痛的折磨而苦不堪言，情绪低落，严重影响患者的生活质量，其工作和社交能力下降甚至丧失。

美国神经病学会的2004年执业准则推荐使用三环类抗抑郁药、加巴喷丁、普瑞巴林、阿片类药物和局部用利多卡因贴剂作为带状疱疹后神经痛（PHN）的一线治疗方法。但大多数药物的长期益处尚不确定，且副作用常见，限制了药物依从性。除药物治疗外，物理疗法、手术治疗、神经阻滞及针刀治疗、神经损毁、心理治疗可能也有效。对于难治性带状疱疹后神经痛，可尝试进行A型肉毒毒素注射治疗。

8. A型肉毒毒素治疗带状疱疹后神经痛有效吗？

答： 国内外均有应用A型肉毒毒素治疗带状疱疹后神经痛的报道，研究结果显示疗效肯定。总共有2个一级临床研究，第1个研究入组60个患者，患者在A型肉毒毒素注射后3~5d疼痛开始减轻，VAS疼痛评分较对照组减少4.5分。第2个研究入组30个患者，其中有13个患者显示了明显效果（疼痛减少50%以上），疗效维持16周。国内苏小虎等报道，29例带状疱疹后神经痛患者接受A型肉毒毒素注射后症状得到改善，疼痛程度减轻，疗效至少可维持8周。范荣兰等报道，20例顽固性带状疱疹后神经痛患者接受A型肉毒毒素注射后，疼痛程度明显减轻。因此皮内注射A型肉毒毒素可用于尝试治疗难治性带状疱疹后神经痛。

9. A型肉毒毒素治疗带状疱疹后神经痛安全吗?

答： A型肉毒毒素治疗带状疱疹后神经痛总体上是安全的，副作用轻微且可逆。注射面部的副作用包括面部不对称、面部肌肉发僵感，注射部位瘀血、水肿等。

第九章 偏头痛

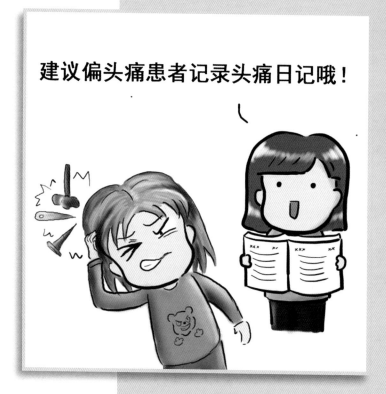

建议偏头痛患者记录头痛日记哦！

1. A型肉毒毒素治疗偏头痛有效吗？

A型肉毒毒素对头痛的治疗作用要追溯到20世纪90年代初期接受美容治疗的患者，其偏头痛也得到了改善。宾得（Binder）在1998年首先报道了A型肉毒毒素治疗偏头痛的研究成果，之后10年，关于A型肉毒毒素治疗偏头痛的研究陆续开展，并在2010年大型多中心临床研究中取得突破性进展，即肯定了A型肉毒毒素治疗慢性偏头痛的有效性和安全性。

两项一级研究（PREEMPTA1和PREEMPTA2）采用多中心、双盲、随机，安慰剂对照研究，PREEMPTA1入组679例患者，PREEMPTA2入组705例患者，共1384例患者。随访56周，结果表明，注射后24周评估，治疗组头痛天数减少8.4d（PREEMPTA1减少7.8d，PREEMPTA2减少9.2d），比安慰组疗效更明显；头痛累计时间明显减少，PREEMPTA1减少107h，PREEMPTA2减少134h。

在亚组分析中，1384例入组患者中有65.3%的患者符合药物过度使用性头痛MO诊断标准，结果表明，A型肉毒毒素对MO有良好疗效：A型肉毒毒素组头痛天数减少8.2d，对照组头痛天数减少6.2d；A型肉毒毒素组头痛程度和发作频率也有效减少。

根据目前的证据和资料，A型肉毒毒素已被美国和欧洲批准应用于慢性偏头痛患者的预防治疗（A级证据），也适合于预防药物过度使用性头痛。但荟萃分析提示，A型肉毒毒素对发作性偏头痛和紧张性偏头痛并无明确疗效。

2. A型肉毒毒素治疗偏头痛安全吗?

A型肉毒毒素在临床上应用数十年，副作用小，安全性高。A型肉毒毒素治疗偏头痛的副作用主要有眼睑下垂、面肌无力等，总体发生率2%~5%。

在FDA批准的偏头痛预防药物中，A型肉毒毒素同样具有独特的优势，与丙戊酸钠、妥泰、阿米替林疗效相当，但肉毒毒素耐受性更好。丙戊酸钠对比肉毒毒素治疗偏头痛的研究提示，两者疗效相当，但副作用丙戊酸钠更多，依从性肉毒毒素更高（放弃率：丙戊酸钠27.6%，肉毒毒素3.3%）。妥泰对比肉毒毒素治疗偏头痛的研究提示，两者均有良好的效果，注射后3个月和6个月时头痛率下降50%的比率肉毒毒素组更高（3个月：妥泰组22.7%，肉毒毒素组38.5%。6个月：妥泰组31.8%、肉毒毒素组58.3%。$P < 0.001$）。但副作用妥泰组更多（妥泰组24.7%，肉毒毒素组2.7%），依从性肉毒毒素更高（退组率：妥泰组24.1%，肉毒毒素组7.7%）。阿米替林对比肉毒毒素治疗偏头痛的研究提示，两者均显示较好的疗效（阿米替林组84%，肉毒毒素组88%，$P=0.7$），但副作用阿米替林明显较多，如体重增加（阿米替林组58.3%，肉毒毒素组11.8%，$P=0.0001$），嗜睡（阿米替林组52.7%，肉毒毒素组4%，$P=0.0001$），口干（阿米替林组44%，肉毒毒素组14%，$P=0.0001$）。

3. A型肉毒毒素治疗偏头痛的机制是什么?

　　A型肉毒毒素选择性作用于外周胆碱能神经末梢，抑制乙酰胆碱释放，从而达到肌松作用。然而，A型肉毒毒素治疗偏头痛的机制并不源于此。目前普遍认为A型肉毒毒素可以阻断外周神经末梢中有关痛觉的神经递质的释放，比如P物质、降钙素基因相关肽（CGRP）、谷氨酸等，引起外周痛觉感受器敏感性下降，从而感受阈值增高以达到镇痛的目的。有研究证实，小鼠疼痛模型中单侧注射A型肉毒毒素的镇痛效果可以在双侧出现疼痛缓解表现，提示可能存在中枢效应。通过减少致痛递质的释放，抑制背根神经节向脊髓背角细胞释放痛觉信号，从而减弱脊髓背角的中枢敏化效果。体外细胞实验还证明，A型肉毒毒素可以通过改变蛋白水平来调节三叉神经节炎症介质。

4. A型肉毒毒素是偏头痛患者的止痛药吗？

　　答：A型肉毒毒素是慢性偏头痛的预防药物，并非头痛急性发作时的止痛药。注射A型肉毒毒素之后，慢性偏头痛患者的疼痛程度、发作时间均下降，可以起到较好的预防偏头痛的作用。

5. A型肉毒毒素预防偏头痛的疗程如何？

　　答：建议12周为1个治疗周期，共24周，共接受2次治疗，来明确A型肉毒毒素对慢性偏头痛的预防效果。

6. 如何观察A型肉毒毒素对慢性偏头痛的预防效果？

答：建议做个头痛日记，记录头痛发作次数、持续时间、疼痛程度、伴随症状、其他药物使用情况和药物治疗反应等。对注射前4周和注射后的头痛情况进行比较，客观评价A型肉毒毒素对慢性偏头痛的预防效果。

7. 哪些头痛患者适合A型肉毒毒素注射？

根据目前的临床数据，A型肉毒毒素对慢性偏头痛有良好的、明确的预防效果。慢性偏头痛指的是每个月发作超过15d，每次发作超过4h或1d甚至更长时间。A型肉毒毒素对药物依赖性头痛也有不错的预防效果。而A型肉毒毒素对一般性偏头痛、紧张性头痛的疗效不肯定。

8. 如何做头痛日记？

答：头痛日记可以帮助患者客观真实地记录头痛发作次数，持续时间，以及发作伴随的恶心、呕吐、视觉障碍等症状。良好的记录有助于患者判断头痛的严重程度及药效。

头痛日记可以帮助患者了解头痛的诱发因素。如某些食物或事件会诱发他们头痛。为避免将来发生头痛，患者可以在日记上记录每次头痛的发作情况，以及头痛开始前自己都吃了什么或做了什么。这样就能发现是否有什么诱发因素是应该避免的。患者还可记录下使用过什么药物来治疗头痛，并以此来判断该药是否有帮助。

建议偏头痛患者记录头痛日记哦！

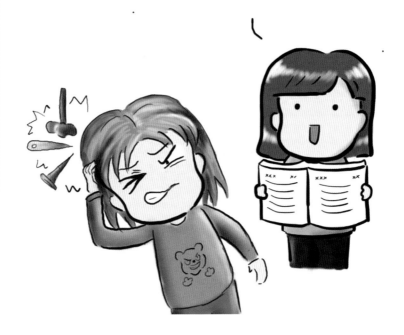

9. 慢性偏头痛患者有哪些生活注意事项？

答： 一些常见的头痛触发因素会增加偏头痛的发作次数、加重偏头痛的严重程度。常见触发因素包括：压力、跳过用餐或进食太少、摄入过多咖啡因、睡眠过多或过少、饮酒、食用某些饮料或食物（如红葡萄酒、成熟乳酪和热狗等）等。

如果偏头痛经常发作、剧烈或长时间持续，医师可能会建议患者采取一些措施来减少触发因素以预防偏头痛发作。例如，学习放松技巧、压力管理方式、改善睡眠、改善情绪等可能会有帮助。有时药物治疗也有帮助。

第十章 面部多汗症

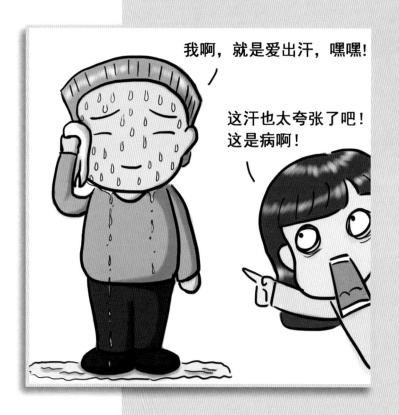

1. 什么是多汗症？

答： 多汗症指的是指汗腺过度分泌，超过生理需要，好发于腋下、手掌、足底、头面部等部位。

2. 多汗症是由什么原因引起的？

答： 原发性多汗症的病因尚不完全明确，有人认为与日常压力相关；继发性多汗症可继发于特殊药物的使用、甲状腺功能亢进等内分泌疾病和感染性疾病等。

3. 如何治疗多汗症？

答： 腋下、手脚掌心等部位的多汗症可以使用局部止汗剂，而面部多汗症由于部位特殊，还可以考虑使用肉毒毒素注射止汗。此外也可考虑服用抗胆碱能类药物治疗。

4. 肉毒毒素治疗多汗症的疗效如何？

答： 临床试验证实肉毒毒素能有效治疗面部多汗症，注射后3~5d逐渐起效，效果可持续3~9个月。

第十一章 斜视

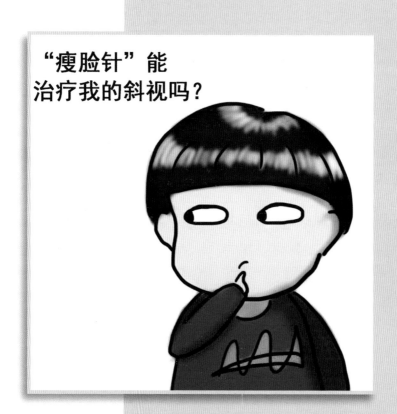

"瘦脸针"能
治疗我的斜视吗？

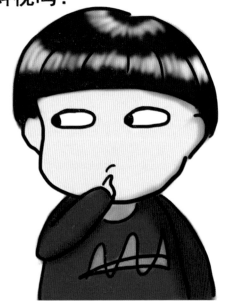

1. 肉毒毒素是美容用的"瘦脸针"，为什么可以用来治疗斜视？

答： 市面上的"瘦脸针"一般是指用肉毒毒素注射咬肌后，咬肌缩小，因其有良好的美容效果而被人们所熟知。然而，肉毒毒素最早是在20世纪70年代由美国旧金山Smith-Kettlewell眼科研究所的Alan Scott博士应用于眼科治疗斜视的，随后肉毒毒素被美国FDA正式批准用于斜视和眼睑痉挛的治疗。在此之后，肉毒毒素才逐渐在皮肤科、神经科、口腔科、耳鼻喉科等领域被广泛使用。

"瘦脸针"能
治疗我的斜视吗？

2. 肉毒毒素治疗斜视的原理是什么?

答：　肉毒毒素是由肉毒杆菌产生的神经毒素，可阻断神经-肌肉接头轴突末梢囊泡乙酰胆碱的释放，进而阻止乙酰胆碱与肌膜上的N2型乙酰胆碱受体结合，最终使肌肉一过性麻痹，减弱肌肉原有的力量，从而达到矫正眼位的目的。

3. 用肉毒毒素治疗斜视是否安全?

答：　非常安全，美国FDA批准肉毒毒素用于斜视治疗已经有约30年历史了，至今罕有严重并发症的报道。肉毒毒素用于治疗斜视主要的副作用是上睑下垂、垂直斜视、复视、干眼、溢泪、结膜下出血、调节减弱、瞳孔散大等，但这大多可在数周内自行恢复。偶见球后出血和巩膜穿孔等严重并发症，但主要和注射医师的熟练程度和患者的配合程度有关。由于注射量较小，目前尚未见全身的副作用报道。

4. 肉毒毒素注射眼肌是不是很疼? 肉毒毒素注射眼肌需要局麻还是全麻?

答：　一般来讲，成人选择局麻即可，即注射前使用0.5%爱尔卡因滴眼液局部点眼，略有疼痛感但并未达到严重的程度，大多数患者均可良好耐受，对于特别敏感和十分紧张及恐惧的患者可考虑全麻。对于婴幼儿，常需要在全麻下进行注射，但只需要超浅麻醉，整个过程3~5min即可完成。

5. 肉毒毒素注射眼肌后是否有瘢痕?

答：没有瘢痕。肉毒毒素注射眼肌大多是在眼肌电放大器的引导下进行，采用非常细的单极针样电极进行注射，基本不会留下眼结膜瘢痕或其他异常。当然，如果采用手术打开结膜在直视下注射眼肌则有可能形成结膜瘢痕而影响外观。

6. 肉毒毒素治疗斜视是否需要重复注射?

答：因人而异，因病情而异。如果患者对肉毒毒素反应敏感且斜视度数较小，则一次注射的矫正概率比较大。但根据肉毒毒素的作用机制，不少斜视患者可能需要重复注射。

7. 肉毒毒素什么时候起作用?

答：肉毒毒素的作用高峰是在注射后2~4周，到3~4个月后药物作用基本消退，此时需根据眼位及眼球的运动情况判断斜视是否已治愈，是否还需要重复注射。眼位是否完全稳定通常需要在注射后6个月以上才能判断。

8. 如果需要手术，肉毒毒素注射后多久可以手术?

答：一般需要等斜视度稳定后才考虑手术治疗，大多是在肉毒毒素注射后3~6个月。

9. 肉毒毒素注射治疗是否可以替代手术治疗？

答：目前尚无定论，部分微小角度斜视和婴幼儿斜视可通过单纯肉毒毒素注射获得完全矫正，但大角度斜视多需要进行手术进一步矫正。比较肯定的是，肉毒毒素注射可以联合手术治疗矫正斜视。大多数学者认为，外展神经麻痹和甲状腺相关的斜视可以在早期给予肉毒毒素注射治疗，之后再行手术治疗。对于共同性斜视手术后出现的过矫正或者欠矫均可通过肉毒毒素注射进一步治疗。因斜视的类型较多，具体的治疗方式需要有经验的眼科医师进行综合评估和选择。

10. 注射完肉毒毒素后有什么注意事项？

答：无特别的注意事项，饮食方面亦无特殊禁忌。需要注意的是预防眼部感染，勿使脏水进入眼内，避免游泳、眼部化浓妆等。

11. 哪些人不能接受肉毒毒素眼肌注射治疗？

答：（1）过敏体质、对肉毒毒素制剂所含的任何成分过敏者。
（2）神经源性疾病、多发性硬化、重症肌无力和Eaton-Larnbert综合征患者。

（3）孕妇及哺乳期女性患者。

12. 月经期能注射肉毒毒素吗？

答：可以，目前没有证据显示月经期会对肉毒毒素注射眼肌治疗产生影响。虽然理论上月经期注射可能会增加结膜下出血的风险，但临床上未见明显差异。

13. 可以在外面买肉毒毒素来医院注射吗？

答：绝对不可以。首先，肉毒毒素是处方药且零售药店禁止销售。其次，医院按照毒性药品严格管理肉毒毒素，正规医院不会将其外售给个人。最后，肉毒毒素需要在2~8℃环境下进行冷藏，且配置后需要及时使用，或者在2~8℃冷藏至多4h。因此，肉毒毒素仅能在正规医院购买且由有资质的医师进行注射操作。

14. 糖尿病和高血压患者可以注射肉毒毒素吗？

答：糖尿病和高血压不是肉毒毒素注射眼肌的禁忌证，可以酌情注射。

第十二章 肉毒毒素治疗后的注意事项与适合患者的锻炼方法

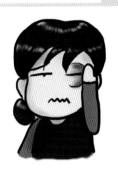

注射后若有血肿形成
建议遵循"冷敷–热敷"原则

啊——冰冰冰——

烫烫烫——

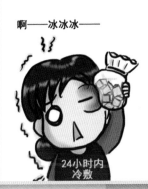

24小时内
冷敷

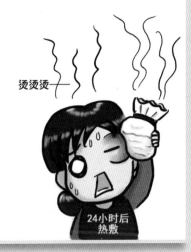

24小时后
热敷

1. 我是第一次注射肉毒毒素，注射后可以马上离开医院吗？

答： 首次注射肉毒毒素的患者为观察有无过敏反应，建议注射后观察10～20min后再离院；若出现头晕、视物模糊、乏力感等情况要及时通知医生。

2. 面部注射肉毒毒素后可以洗脸吗？

答： 一般建议间隔2～3h后再洗脸，洗脸时动作轻柔，避免过度挤压或者摩擦面部。

3. 肉毒毒素注射部位有血肿形成，该如何处理？

答： 眼周及口周附近因结构组织情况容易形成血肿，注射后若有血肿形成，建议遵循"冷敷—热敷"原则，注射后24h内冷敷，24h后热敷，直至血肿消散。

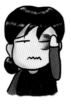

注射后若有血肿形成
建议遵循"冷敷-热敷"原则

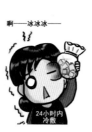

啊——冰冰冰——

24小时内
冷敷

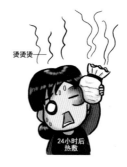

烫烫烫

24小时后
热敷

4. 注射肉毒毒素后饮食上有什么要注意的?

答: 肉毒毒素与食物无明显相互作用,所以注射后在饮食上无特殊禁忌。

5. 注射肉毒毒素后按摩有助于药水吸收吗?

答: 为避免肉毒毒素注射后扩散引起不良反应,建议注射后24h避免按摩注射部位。同时注射后保持直立位置至少2~4h。

6. 注射肉毒毒素后有什么不能使用的药物吗?

答: 注射肉毒毒素后注意尽量避免使用氨基糖苷类抗生素、肌松类药物,若确实需要使用,请事前咨询医生。

第十三章 肉毒毒素注射后的复诊频率与不良反应的处理

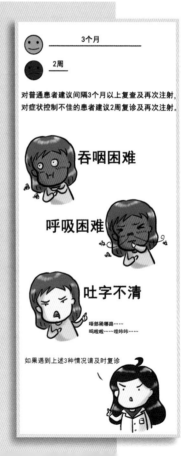

3个月

2周

对普通患者建议间隔3个月以上复查及再次注射，对症状控制不佳的患者建议2周复诊及再次注射。

吞咽困难

呼吸困难

吐字不清

唔部稀哪略……
呜哇啦……哇咔咔……

如果遇到上述3种情况请及时复诊

1. 肉毒毒素注射后患者大概多久复诊？

答：一般建议间隔3个月以上、类似症状再发时复诊，但对于肉毒毒素注射后症状控制不佳或者出现不良反应的患者，建议2周后复诊。

2. 肉毒毒素注射后患者多久能进行下次注射？

答：一般建议至少间隔3个月后再次接受肉毒毒素注射，但对于治疗后症状控制不佳的患者，2周后可复诊、再次补充注射肉毒毒素。

3. 肉毒毒素注射后患者可能出现哪些不良反应？

答：肉毒毒素注射后患者可能出现的不良反应包括注射部位的肿胀、血肿、疼痛，轻微头痛，一过性流感样症状，以及靶肌肉无力所导致的症状等。面部注射肉毒毒素后患者可出现眼睑下垂、视物模糊、眼部干涩、口角歪斜、张口受限、面部不对称等不良反应。颈部肉毒毒素注射后患者可能出现抬头无力、吞咽困难等状况。肢体注射肉毒毒素后患者可出现相应的肢体无力症状。上述不良反应经过2～12周均可逐渐自行缓解。

4. 注射后出现不良反应都需要回医院复诊吗？

答：由于肉毒毒素注射后的不良反应均可自行缓解，所以不是所有出现不良反应的患者均需回院复诊，但如果患者出现吞咽困难、呼吸困难、口齿不清等情况则须及时回院就诊。

5. 注射后出现不良反应时需要做些什么？

答：对于肉毒毒素注射后出现的注射部位瘀血可给予冰敷—热敷处理。出现眼睑下垂、口角歪斜等面部不良反应时，患者可使用手机拍摄，记录每日的症状变化。注射后若出现视物模糊、视物成双等情况，患者应注意避免开车、操作危险机器等活动。注射后出现闭眼不紧、眼部干燥等情况时，患者可使用人工泪液等滴眼液改善症状。

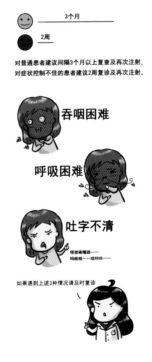

对普通患者建议间隔3个月以上复查及再次注射，对症状控制不佳的患者建议2周复诊及再次注射。

吞咽困难

呼吸困难

吐字不清

如果遇到上述3种情况请及时复诊

第十四章 肢体痉挛

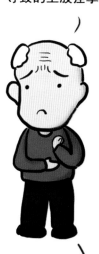

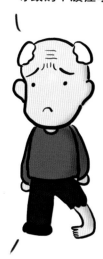

1. 什么是上运动神经元瘫痪？

答： 上运动神经元瘫痪，亦称中枢性瘫痪。因瘫痪肌的肌张力增高，故又称为痉挛性瘫痪或硬瘫。上运动神经元瘫痪多为广泛性的，波及整个肢体或身体的一侧。

2. 常见的导致上运动神经元瘫痪的疾病有哪些？

答： 使皮层运动投射区和上运动神经元路径受到损害的病变，均可引起上运动神经元瘫痪，常见的病因有颅脑外伤、颅脑肿瘤、脑血管病（如脑卒中）、脊髓炎、脊髓损伤等。

3. 上运动神经元瘫痪有哪些表现类型？

答： 由于病变损害的部位不同，在临床上可产生不同类型的瘫痪，如单瘫、偏瘫、截瘫、四肢瘫等。尽管瘫痪的表现不同，但它们都具有相同的特点，即瘫痪肌肉张力增高（肌肉僵硬、关节被动活动困难），腱反射亢进，浅反射消失，出现所谓连带（联合）运动和病理反射。短时间内瘫痪肌肉一般不萎缩。但是长达数年之久的痉挛性瘫痪则会有失用性的肌肉萎缩。

4. 上运动神经元瘫痪（痉挛）对患者有什么影响？

答： 上运动神经元瘫痪（痉挛）对患者的影响包括：增加

运动的阻力，使随意运动难以完成；由于阻力增加，运动迟缓，控制不良，难以完成精巧的动作；由于反应迟钝，动作协调困难，容易摔倒；强直痉挛，不便护理，且易发生压疮等并发症；影响步态和日常生活活动。但是在某些情况下痉挛对患者有利，例如维持站立稳定，坐轮椅时保持躯干姿势。因此，治疗痉挛时不能过度。

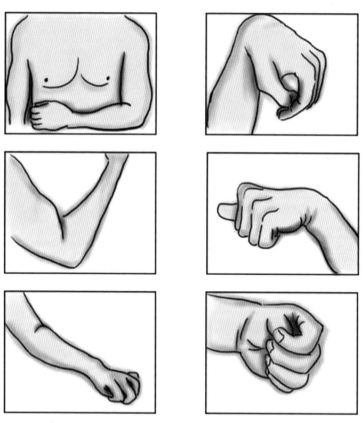

上肢痉挛

5. 上运动神经元瘫痪（痉挛）的 一般处理原则是什么？

答： 上运动神经元瘫痪（痉挛）的处理主要包括（按顺序）：解除诱因，调整姿势和体位（某些姿势可减轻肌痉挛，如脑卒中的卧位抗痉挛模式、脑瘫患儿的正确抱姿、脊髓损伤患者的斜床站立等），物理治疗（包括温度疗法、水疗、主动运动、康复手法、肌电生物反馈、电刺激等），矫形器（如用于内收肌痉挛的外展支架，用于屈肘肌痉挛的充气压力夹板等）治疗，药物（安定、巴氯芬等）治疗，神经溶解技术，化学去神经技术（肉毒毒素注射），手术（严重的肌肉痉挛患者经较长期非手术治疗无效时，可选用手术治疗）。

6. 肉毒毒素治疗上运动神经元瘫痪的机制是什么？

答： 肉毒毒素通过防止神经末梢突触前膜内乙酰胆碱的释放而阻滞神经肌肉接头处神经冲动的传递，从而起到缓解肌肉痉挛的作用。注射肉毒毒素有助于进行上述肌肉牵拉治疗，由于肉毒毒素能够使目标肌肉出现暂时的无力和松弛，从而比较容易牵拉这些肌肉，因此可以减轻造成痉挛状态的神经源性因素和生物力学因素。同时由于肉毒毒素作用局限，因此可以避免口服抗痉挛药物对患者的不利影响。

7. 上运动神经元瘫痪所致上肢痉挛最常见的表现有哪些？

答： 上运动神经元瘫痪所致上肢痉挛最常见的疾病就是脑

卒中。患者上肢常表现为屈肘、屈腕、握拳、前臂旋前（或者旋后）等固定姿势，也就是我们常说的挎篮样畸形（固定姿势）。

8. 肢体注射肉毒毒素后可以立刻开始运动（康复训练）吗？

答：可以。肉毒毒素在注射后12h内由神经肌肉接头摄取，激活状态下的神经肌肉接头比静息状态下的神经肌肉接头更易于吸收肉毒毒素。因此我们强调注射肉毒毒素后进行强化肌肉主动收缩训练和被动牵张训练，以最大程度激活肌肉，加强肌肉对药物的摄取。

9. 上运动神经元瘫痪所致上肢痉挛的患者在什么情况下需要进行肉毒毒素注射治疗？

答：当患者出现上肢肌肉僵硬，影响患者功能康复训练，或者日常护理（如穿衣困难、手部清洁困难）、常规处理（肌肉牵张）不能改善时，就需要对患者注射肉毒毒素进行干预。目前提倡尽早注射肉毒毒素干预，并配合肢体功能训练来提高患者的肢体功能。由于长时间的肌肉痉挛将导致肢体关节僵硬挛缩，因此一般我们提倡在患者发病后6个月内进行肉毒毒素治疗。

10. 发病超过6个月的上运动神经元瘫痪所致上肢痉挛患者还可以打肉毒毒素吗？

答： 一般是可以的，但是需要通过医生评估来确定肉毒毒素治疗是否可以给患者带来好的疗效和帮助。

11. 上肢肌肉注射肉毒毒素的不良反应有哪些?

答： 上肢肌肉注射肉毒毒素的不良反应并不多见。临床上常见的不良反应多发生在注射后即刻或注射后1～4周。如果注射操作不当，可在注射后立即出现气胸、血管损伤、神经损伤等。注射后1～4周可出现局部无力，但其具有可逆性，多数4周后可自行缓解。

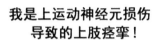
我是上运动神经元损伤导致的上肢痉挛！

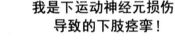
我是下运动神经元损伤导致的下肢痉挛！

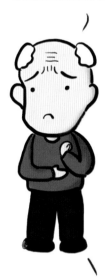

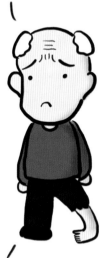

我们都能用肉毒毒素治疗吗？

12. 脑卒中引起的下运动神经元瘫痪所致下肢痉挛最常见的表现是什么？

答： 下运动神经元瘫痪所致下肢痉挛最常见的疾病就是脑卒中（中风）。患者下肢髋关节内收内旋，膝关节伸直僵硬，踝关节跖屈内翻，走路时表现为典型的划圈步态。

下肢痉挛

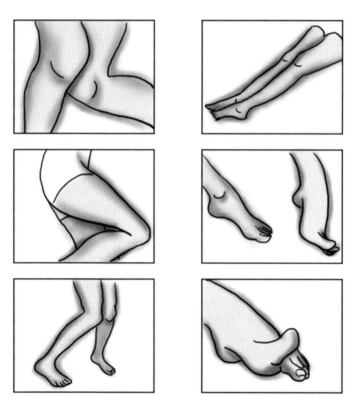

下肢痉挛

13. 下运动神经元瘫痪（例如脑卒中）引起的马蹄内翻足需要注射哪些肌肉？ 一般需要多少剂量？

答： 下运动神经元瘫痪引起的马蹄内翻足需要注射腓肠肌、比目鱼肌、胫骨后肌。成人注射剂量一般需要A型肉毒毒素300～400U。治疗目标为改善步态、提高步行能力。注射后予以加强下肢牵伸训练。

14. 下运动神经元损伤（例如脊髓损伤）引起的下肢屈髋合并屈膝需要注射哪些肌肉？ 一般需要多少剂量？

答： 下运动神经元损伤（例如脊髓损伤）引起的下肢屈髋合并屈膝需要注射长收肌、股薄肌、半腱肌、半膜肌等。成人注射剂量一般为A型肉毒毒素500～600U（两侧）。治疗目标为降低护理难度、便于清洁个人卫生。注射后予以加强下肢牵拉训练。

15. 成人注射A型肉毒毒素的安全剂量范围是多少？

答： 一般来说，成人一次注射A型肉毒毒素的最大剂量为600U（也可按照每千克体重最多15U的衡量标准）是安全的。也有成人一次注射A型肉毒毒素800U的报道，但是安全起见还是需要谨慎考虑并选择合适的最大注射剂量。

16. 如果患者不能耐受最大注射剂量，那还有其他方法补充吗？

答： 有的。譬如治疗双下肢广泛大肌肉群的痉挛需要注射的肉毒毒素超过了最大范围（譬如超过600U），此时就可以考虑采取肉毒毒素+无水酒精神经阻滞治疗。一方面可以减少肉毒毒素的使用，另一方面也可以有效缓解肌肉张力。无水酒精神经阻滞的一个可能的副作用是注射后的局部疼痛，但一般24h后就可以缓解。

17. 如何确保对下肢肌肉进行肉毒毒素注射的准确性？

答： 确定痉挛状态的相关肌肉并准确注射，是肉毒毒素治疗成功的关键。制订临床处理计划时，还要充分考虑患者的治疗需求和目标。应在电刺激、肌电图、超声引导下进行注射，以保证注射的准确性。

18. 肉毒毒素治疗下肢痉挛，相比于其他治疗方式的优越性有哪些？

答： 对于治疗下肢痉挛，常用的治疗痉挛的方法不是很理想。常规的运动疗法有抗痉挛体位摆放、牵拉及训练等，但均缺乏循证医学证据；巴氯芬、丹曲林、替扎尼定等口服抗痉挛药物需要达到一定的剂量才能起作用，这增加了药物副作用的发生率及严重程度，如头晕、无力、嗜睡等；另外一种治疗痉挛的方法是注射酒精或酚剂的化学神经溶解术，尽管这种方法有效，但持续时间只有几个月，而且可能造成感觉障碍及组织水肿，并且由于神经周围组织的纤维化，再次注射时疗效会下降。

19. 对下运动神经元瘫痪引起的痉挛，采用肉毒毒素治疗的有效期是多久？可以重复注射吗？

答： 1个疗程有效期多为2~4个月，症状复发后，需再次注射A型肉毒毒素。重复注射有效。临床可见部分患者缓解期可长达1~2年，这未必是注射药物直接作用的结果，而可能是由于与患者痉挛状态消失、致其异常神经活动的反射弧弱化有关，也可能出现了新的感觉运动整合机制。因此我们提倡注射A型肉毒毒素需要积极配合主动肢体功能训练，以延长肉毒毒素治疗的有效期。

第十五章 网球肘

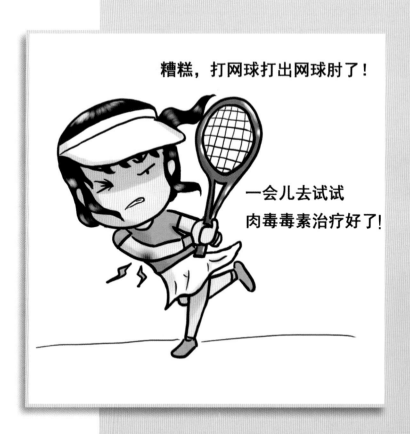

1. 什么是网球肘？

答： 网球肘又名肱骨外上髁炎、肘外侧疼痛综合征，俗称网球肘。是由急性外伤、慢性劳损或感受风、寒、湿邪致使局部气血凝滞、络脉瘀阻而引起的以肱骨外上髁局限性疼痛为主要症状的疾病。

2. 网球肘患者常见的不适是什么？

答： 网球肘患者是以伸腕及前臂旋转功能障碍为主要特征的，多见于需反复做前臂旋转、用力伸腕活动的成年人。

3. 网球肘常用的治疗方法有哪些？

答： 网球肘的病理基础应为肌腱退变，而非炎症。网球肘需要采取综合治疗措施，大多数患者能通过非手术治疗获得较好的疗效。常用的治疗方法包括健康教育、局部物理因子治疗和局部封闭注射治疗。近年来应用激素治疗的方法越来越受到质疑。而A型肉毒毒素、自体血富含血小板血浆以及玻璃酸钠等局部注射的应用则开辟了网球肘非手术治疗的新思路。

4. 进行网球肘局部肉毒毒素注射治疗需要注意什么？

答： 为了避免将药物注射入肌腱，建议在超声引导下进行注射。网球肘肉毒毒素注射的常见不良反应是注射后伸腕、伸指肌无力。

5. 采用肉毒毒素注射治疗网球肘有哪些优势？

答：以A型肉毒毒素注射来治疗网球肘，将A型肉毒毒素注射在肱骨外上髁以远2横指的桡侧腕短伸肌内，患者肘关节疼痛明显缓解，肘关节功能得到改善。研究表明，外上髁局部的乳酸浓度比治疗前明显降低。因此经肉毒毒素治疗后，肌肉内部血流增加，外上髁局部发生有氧代谢反应，减少了无氧代谢导致的乳酸生成，减轻了肘关节的疼痛。因此A型肉毒毒素注射可以用来治疗保守治疗效果不佳的难治性的网球肘（肱骨外上髁炎）患者。

第十六章 腰部肌筋膜炎

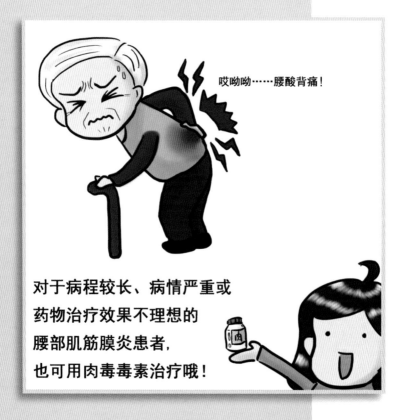

哎呦呦……腰酸背痛！

对于病程较长、病情严重或
药物治疗效果不理想的
腰部肌筋膜炎患者，
也可用肉毒毒素治疗哦！

1. 什么是腰部肌筋膜?

答: 腰部肌筋膜是覆盖在腰部肌肉上的一层纵行结缔组织纤维,具有保护肌肉和支持腰部的作用。

2. 肌筋膜疼痛常见的表现有哪些?

答: 肌筋膜疼痛为累及局部肌肉并包含1处或多处扳机点(Trigger Points)的急性或慢性非特异性疼痛,1处或多处扳机点的存在是诊断肌筋膜疼痛的必要标准之一。扳机点是骨骼肌纤维中可触及的紧张索条上高度局限且易激惹的位点,可见于全身各处肌肉,包括面部、颈部、腰背部等。

3. 与传统镇痛药物相比, 肉毒毒素治疗腰部肌筋膜炎有哪些优点?

答: 与传统镇痛药物相比,肉毒毒素具有如下明显的优点:单次给药维持时间长,可达3~6个月; 适合慢性疼痛的治疗;主要起神经调节作用,而不是单纯的压抑作用,不影响生理功能;作用完全可逆,没有体内蓄积和脏器损害。因此,在慢性的腰部肌筋膜疼痛治疗中肉毒毒素具有明显的优势。

4. 哪些腰部肌筋膜炎患者适合采用肉毒毒素治疗?

答: 对于病程较长、病情严重或药物治疗效果不理想的腰部肌筋膜炎患者，可用肉毒毒素注射治疗。目前常用的是A型肉毒毒素。

5. 肉毒毒素治疗腰部肌筋膜炎可能出现的不良反应有哪些？

答： 使用肉毒毒素治疗腰部肌筋膜炎的个别患者会出现局灶性肌力减弱。为了避免出现腰部肌肉无力，注射总剂量一般不超过200U。其他注射的不良反应包括注射本身引起的红肿、疼痛、红斑、肿胀、瘀血等。注射后即刻冷敷，可以减少此类不良反应。

第十七章 僵人综合征

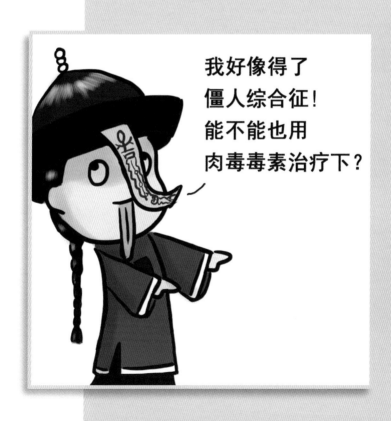

1. 什么是僵人综合征？

答： 僵人综合征（Stiff-Person Syndrome, SPS；曾被称为Stiff-Man Syndrome, SMS）是一种罕见的疾病，其特征为累及中轴肌（颈椎或腰椎旁的肌肉）的进行性肌肉僵硬、强直及痉挛，从而导致行走功能严重受损。

2. 僵人综合征的发病原因是什么？

答： 现在多认为僵人综合征与自体免疫机制异常有关，常和一些自身免疫性疾病包括甲状腺炎、白癜风、恶性贫血及1型糖尿病等同时出现。

3. 对于僵人综合征，目前主要的常规治疗是什么？

答： 口服苯二氮䓬类药物（例如安定等）可作为最佳初始治疗选择；若治疗效果不佳，也可改用或加用巴氯芬治疗。免疫抑制疗法（例如，糖皮质激素或静脉给予免疫球蛋白）对苯二氮䓬类和/或巴氯芬无效的重症患者及出现危及生命的并发症的患者可能有益。

4. 肉毒毒素对于僵人综合征的治疗作用是什么？

答： 肉毒毒素并非能治愈僵人综合征，但是它能明显减轻患者的肌肉痉挛症状、减少疼痛、提高生活和工作能力、改善睡眠质量，同时也能明显缓解颈椎或腰椎旁板状般强直肌肉的僵硬。

5. 肉毒毒素在治疗僵人综合征时，其注射部位在哪？注射剂量一般为多少？

答：典型的僵人综合征患者，表现为背部肌肉板状强直，治疗重点是椎旁表层竖脊肌。通常需双侧多点注射；每次注射总量为200～300U。当然若累及颈肩部或四肢肌肉时，需另外根据具体情况进行评估治疗。

6. 肉毒毒素的治疗周期是多久？

答：注射后数日至2周左右起效，建议注射后2～4周复诊，以评估注射方案是否恰当；疗效维持3～6个月，可再次注射。

7. 注射肉毒毒素前后有什么需要注意的事项？

答：注射前已使用药物一般可继续使用，在肉毒毒素起效后可根据残留症状调整剂量；尽量避免诱发痉挛的因素，如突然运动、噪音影响或情绪波动等。

第十八章 良性前列腺增生症

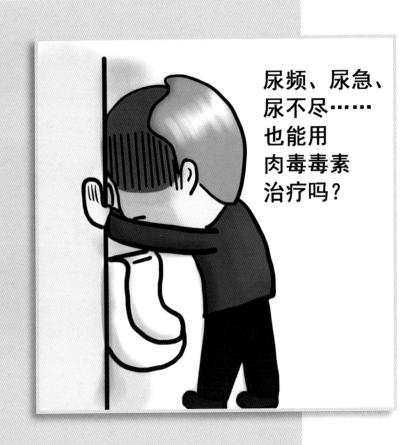

尿频、尿急、尿不尽……也能用肉毒毒素治疗吗？

1. 什么是良性前列腺增生症?

答： 良性前列腺增生症俗称"前列腺肥大"，主要以前列腺移行区增生为实质改变而引起的一组综合征，是老年男性的常见疾病。起病多隐匿而缓慢，多数患者无法回忆出确切的起病时间。影响前列腺增生的因素较多，包括有功能障碍的睾丸、中老年、吸烟、肥胖、种族和不良饮食等。良性前列腺增生症是一种临床进展性疾病，会严重影响患者的身心以及生活质量。

2. 良性前列腺增生症的症状是什么?

答： 前列腺是呈栗子状包绕着男性的近端尿道；当其增生肥大时，压迫尿道，使尿道阻力增加。其主要出现以下两大类症状：一是阻塞性症状，如尿流细小、尿流分叉、排尿踌躇、尿不干净、排尿后段滴沥、尿柱断续、需用力方能解尿等；二是刺激症状，如尿频、尿急、夜尿多等。疾病后期，病情严重的患者会出现急性尿潴留。另外，由于排尿困难引起的残余尿增多会诱发泌尿道感染和结石，甚至出现膀胱憩室、尿反流、血尿、肾功能问题等。

3. 良性前列腺增生主要有哪些治疗方法?

答： 良性前列腺增生目前主要有四大类治疗方法：一是积极观察，主要是针对那些症状轻微且对生活影响不大的患者；二是药物治疗，主要是针对那些已经出现症状但尚未出现并发症的患者，主要的药物包括5α-还原酶抑制剂、α-受体阻滞剂、植物药制剂等，其治疗能达到缓解症状、延缓疾病进展、预防并发症的发生、在尽量减少药物副作用的情况下保证患者的生活质量的作用；三是手术治疗，主要是针对那些有反复尿潴留、反复血尿、反复尿路感染，合并膀胱结石、继发性上尿路积水等严重并发症的患者；四是微创治疗，包括微波、射频、球囊扩张、放置支架等。

4. 肉毒毒素为什么可以治疗良性前列腺增生？

答： 前列腺增生的病理生理学包含两个方面：一是影响到腺体内的平滑肌的动态张力变化；二是前列腺本身增生的静态学变化。而肉毒毒素通过放松平滑肌和引起腺体萎缩对这两方面皆有作用。故肉毒毒素治疗作为一种有效的治疗措施，尤其对于口服药物效果不佳、不适宜手术的患者是合适的选择。欧洲泌尿协会已把肉毒毒素列入前列腺增生的治疗指南之中。

5. 使用肉毒毒素治疗前列腺增生，希望达到的目标是什么？

答： 降低尿道阻力，缓解排尿困难；减少残余尿量，降低膀胱压力；减少泌尿道感染、结石等并发症；保护上尿路；提高患者的生活质量。

6. 肉毒毒素治疗前列腺增生症的周期是多久?

答: 肉毒毒素局部注射后起效时间一般为3~7d。建议一般在注射治疗后2~4周复诊，根据疗效决定是否需要第2次治疗。1个疗程的有效期多为3~9个月，症状复发后，可再次注射肉毒毒素。一般重复注射，疗效能增益。临床可见部分患者治疗效果能维持1年以上。

7. 治疗前列腺增生时，肉毒毒素的注射剂量一般是多少? 注射前后需要注意什么?

答: 肉毒毒素注射剂量一般在100~300U。因为操作可能需要在经直肠超声引导下注射，患者治疗前1~2d需口服缓泻剂，尽量排空宿便，治疗前进行清洁灌肠，并于治疗前1~2d少渣饮食。注射后需要保留导尿3d，同时口服抗生素3d，保持会阴部清洁，避免泡浴，可以进行日常活动，但避免剧烈运动。

8. 肉毒毒素治疗良性前列腺增生症可能会出现哪些不良反应?

答: 需要详细告知患者不良反应，尤其是初次治疗时，可能会出现注射部位或其邻近组织的疼痛、血尿、全身乏力等，如患者有畏寒发热状况，需进行血常规、尿常规及尿培养检查，加强抗感染治疗。如患者有呼吸困难等，需及时至医院就诊。

9. 肉毒毒素治疗后，定期随访时医生主要应了解哪些情况？

答： 一般治疗后1个月、3个月、6个月，医生会对患者进行随访，随访内容包括症状缓解情况的询问并进行相关疗效的评估：尿动力检查评估膀胱内压、逼尿肌收缩、尿道阻力、残余尿量、最大尿流率等；超声检查评估前列腺大小、泌尿系统是否有结石、上尿路是否扩张积水等。

第十九章 膀胱过度活动症

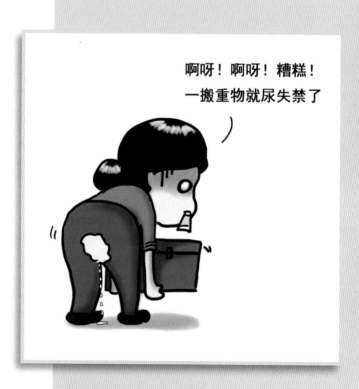

1. 膀胱过度活跃症是什么？

答： 膀胱过度活跃症（Overactive Bladder，OAB）是一种以尿急症状为特征的综合征，常伴有尿频和夜尿症状，可伴有或不伴有急迫性尿失禁，可排除局部病理和代谢方面的病因。膀胱过度活跃症一般分为无明显病因的特发性OAB和有明确病因的继发性OAB两类。后者病因包括脊髓损伤、脑损伤、帕金森病等。

2. 膀胱过度活跃的基本病理是什么？

答： 膀胱壁由3层组织组成，由内向外为黏膜层、肌层和外膜。肌层由平滑肌纤维构成，称为逼尿肌，逼尿肌收缩，可使膀胱内压升高，压迫膀胱内的尿液由尿道排出。目前研究证实，OAB患者常存在逼尿肌敏感性增高，对轻度的张力即可产生明显的反射亢进，逼尿肌发生持续收缩不能松弛，从而导致储尿量受限，并出现临床症状。

3. 肉毒毒素治疗膀胱过度活跃症的机制是什么？

答： 肉毒毒素作用在逼尿肌上，有缓解平滑肌高张力的作用，从而抑制其过度活跃，从而增加膀胱最大容量，减少排尿频率和急迫性尿失禁的次数，并改善患者的生活质量。

4. 肉毒毒素治疗一般的注射剂量是多少？

答： 肉毒毒素治疗总量一般为100～300U，需要经尿道置入膀胱镜，在膀胱镜直视下注射。

5. 肉毒毒素治疗的并发症有哪些？应该如何注意及预防？

答： 肉毒毒素治疗的并发症主要包括尿潴留、血尿、尿路感染等。注意及预防：尿潴留可能与逼尿肌收缩减弱有关，一般是可逆性的，在未恢复前可进行间歇性导尿；尽量在治疗前后停用易引发出血的药物，避免治疗后剧烈运动；在医生指导下口服抗生素预防感染等。

第二十章 脑瘫

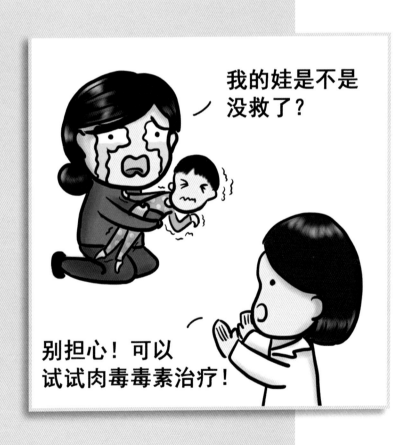

1. 什么是脑瘫?

答： 脑瘫是脑性瘫痪（Cerebral Palsy，CP）的简称，是由发育不成熟的大脑（产前、产时或产后）先天性发育缺陷（畸形、宫内感染）或获得性损伤（早产、低出生体重、窒息、缺氧缺血性脑病、核黄疸、外伤、感染）等非进行性脑损伤所致。主要表现为运动障碍，伴或不伴有感知觉和智力缺陷。脑性瘫痪在活产儿中总的患病率约为2‰。

2. 脑瘫表现出来的症状有哪些?

答： 脑性瘫痪根据临床表现一般分为6种类型：①痉挛型四肢瘫：四肢的运动都严重受累，呈现剪刀步的步态，多见并发智力低下和惊厥者。②痉挛型双瘫：症状同痉挛型四肢瘫，主要表现为双下肢痉挛及功能障碍重于双上肢。③痉挛型偏瘫：症状同痉挛型四肢瘫，表现在一侧肢体。④不随意运动型：该型最明显的特征是非对称性姿势，头部和四肢出现不随意运动，即进行某种动作时常夹杂许多多余的动作，四肢、头部不停地晃动，难以自我控制。⑤共济失调型：主要特点是由于运动感觉和平衡感觉障碍造成不协调运动。⑥混合型：具有两种类型以上的特点。

3. 针对脑瘫的治疗有哪些?

答： 包括物理治疗、作业治疗、言语治疗、药物治疗、传统医学康复、外科手术、辅助器具与矫形器的使用、营养和心理治疗、家庭康复支持等。

4. 肉毒毒素可否用于脑瘫的治疗？

答： 脑瘫虽然有6种类型，但是最常见的表现形式仍是肌痉挛和肌张力障碍。肉毒毒毒素具有改善痉挛及降低张力的作用，相比于口服解痉药物，其支持证据更充分，已经作为儿童脑瘫治疗指南中的一级推荐药物。肉毒毒素治疗的适应证是：2岁以上不能行走或步态姿势明显异常、严重影响正常生活且为动态痉挛的脑瘫患儿。

5. 肉毒毒素可注射的部位有哪些？

答： 根据脑瘫所影响的不同部位，可选择注射的肌肉不同，包括：使肩关节内收内旋的肌肉（如肩胛下肌、背阔肌、胸大肌等）；使肘关节屈曲的肌肉（如肱二头肌、肱肌、肱桡肌等）；使腕指关节屈曲的肌肉（如桡侧腕屈肌、尺侧腕屈肌、指深浅屈肌等）；使髋关节内收屈曲的肌肉（如髋长收肌、大收肌、短收肌、髂腰肌、股直肌等）；使足跖屈内翻的肌肉（如比目鱼肌、腓肠肌、趾长屈肌、胫骨后肌、胫骨前肌、拇长屈肌等）。

6. 肉毒毒素在治疗儿童脑瘫时，其注射的剂量是多少？

答： 每次注射最大剂量一般小于15U/kg或400U。不同肌肉或部位注射对剂量也有要求：一般上肢多为0.2～5U/kg；下肢肌群、小肌肉为1～3U/kg；大肌肉为3～6U/kg。肉毒毒素在肌肉里可扩散4～5cm，因此根据肌肉的大小、位置及剂量，应选择多个注射点，每个注射点剂量不能多于50U。

7. 注射前后患者需要注意哪些事项？

答：肉毒毒素注射的目的是为了缓解患者痉挛或张力增高而引起的症状，并能提高受累肢体的主动功能和被动功能，避免损害加重，预防挛缩和畸形。但它并不能完全治愈脑瘫疾病，故在注射前需要对患者知情告知。肉毒毒素注射后起效一般在2～3d或更长时间后，2～6周达到高峰。原则上3个月内避免重复注射，治疗总次数限定为可重复注射3～4次。

8. 注射肉毒毒素后，是否会出现不良反应？

答：临床应用证实注射肉毒毒素是安全的，药物只在肌肉的神经肌肉接头处作用，不进入血液循环和中枢神经系统，故而患者很少出现不良反应。注射后的大多数并发症都是呈短暂、轻微和自限性的，主要包括发热（可能持续1～3d）、疼痛、局部刺激和瘀斑等。极少数患者会出现注射区域暂时性无力和功能丧失，包括下肢注射时括约肌功能障碍引起的尿/大便失禁等，这些症状通常持续不到2周，仅有极少数儿童注射后发生了严重吞咽困难或呼吸困难的报道，这可能与药物浓度太高或之前未明确的肌无力的诊断有关。

9. 影响肉毒毒素治疗效果的因素有哪些?

答 : 主要因素包括患者的年龄、瘫痪类型、功能损害及残疾的程度、行走情况、认知能力和智力情况、营养情况、配套的康复训练或设备技术情况、家庭环境及社会心理支持情况等。

第二十一章 足底筋膜炎

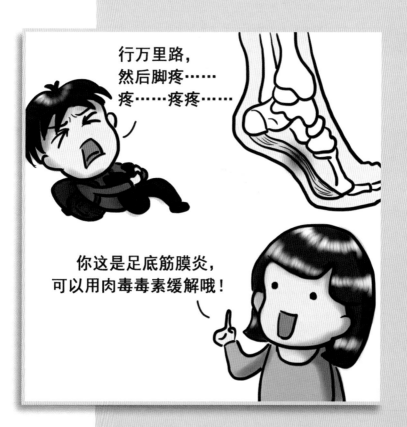

1. 哪些患者不适合用肉毒毒素治疗足底筋膜炎？

答：患有神经—肌肉接头疾病的患者；严重的心脑血管、肝肾及造血系统疾病患者；妊娠及哺乳期妇女。

2. 肉毒毒素为什么可以治疗足底筋膜炎呢？

答：将A型肉毒毒素注射于肌肉组织中，可逆地抑制突触前膜对乙酰胆碱的释放，引起肌肉松弛，可以使注射部位的肌肉局部缺血状况得以缓解，同时也阻止乙酰胆碱的摄入，使其进入脊髓的通路被阻断，从而缓解疼痛。

3. 怎么确保肉毒毒素注射部位的准确性？

答：在超声引导下注射疼痛点或注射扳机点，定位更加精确。

4. 什么时候注射肉毒毒素治疗足底筋膜炎效果最佳？

答：有足底筋膜炎的患者任何时候均可以注射肉毒毒素治疗，疗效一样。

5. 肉毒毒素注射后什么时候见效？

答：一般3~7d起效，最佳疗效在3~4周时出现。

6. 注射1次肉毒毒素，药效能持续多久？

答：依据个人体质不同，药效一般维持3~6个月或更久。注射肉毒毒素后，肌肉松弛、局部缺血状况得以缓解，此阶段辅以康复疗法，更能有效治疗足底筋膜炎。

7. 注射肉毒毒素后有什么副作用？

答：国外研究发现，只有血中高浓度的肉毒毒素才能通过血脑屏障，引起全身及中枢神经系统的不良反应，而小剂量局部注射后，肉毒毒素迅速与肌肉结合，剩余极少量进入血液循环，故全身不良反应少见。

8. 一次注射多少剂量有效？

答：注射时可选用2mL生理盐水稀释100U肉毒毒素，每个点注射20~40U，总剂量控制在单个肢体100U以内。

第二十二章 烧伤瘢痕

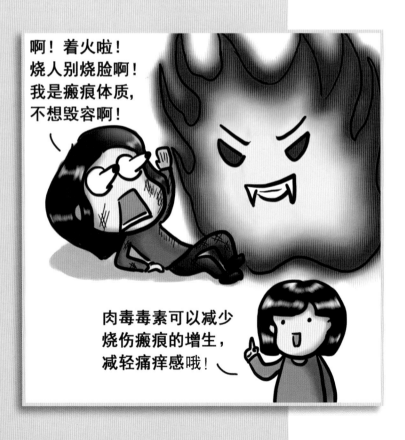

1. 什么样的瘢痕患者适合肉毒毒素治疗？

答： 进行肉毒毒素治疗时，我们需考虑以下问题：患者是否因瘢痕存在功能障碍；患者是否存在瘢痕增生引起的痛、瘙痒等症状；患者瘢痕是否对美观产生比较大的影响。符合以上条件的患者，可以对其进行肉毒毒素治疗。

2. 肉毒毒素注射后对瘢痕有什么影响？

答： 可以减轻切口张力，从而减少瘢痕的形成；可以使增生性瘢痕变软、变平，减少瘢痕的增生；减轻瘢痕引起的痛痒感。

3. 肉毒毒素注射为什么可以减少瘢痕增生？

答： A 型肉毒毒素可以影响瘢痕组织中转化生长因子 β(TGF-β)的生成；可以抑制人增生性瘢痕成纤维细胞的增殖以及胶原蛋白的合成；A 型肉毒毒素也会影响增生性瘢痕成纤维细胞的生长周期，使大部分细胞由功能活跃的增殖期转入静止期，合成能力减弱。

4. 为什么肉毒毒素可以治疗瘢痕引起的顽固性痛痒感？

答： 肉毒毒素可抑制神经末梢释放P物质，从而减轻瘢痕顽固性痛痒感；直接作用于伤害感受器，在神经传入中枢通路中起到抗伤害性感受作用；此外，肉毒毒素或其降解产物可作用于脊髓水平而减轻疼痛。

5. 肉毒毒素治疗瘢痕的注射剂量？

答： 注射时可选用 1~2mL 生理盐水稀释 100U 肉毒毒素，在瘢痕周围点状注射，如瘢痕部位比较广泛，总剂量不得超出每千克体重12U为宜。

6. 注射肉毒毒素后有什么副作用？

答： 肉毒毒素注射可引起红肿、疼痛、 红斑、肿胀、瘀血等，注射后即刻冷敷，可以明显减少此类不良反应。肉毒毒素注射后还有可能导致特应性反应，包括头痛、感冒、恶心、皮疹、瘙痒、变态反应等， 这些反应不多见，一般可以自行痊愈。

7. 肉毒毒素与激素在治疗瘢痕中的疗效一样吗？

答： 研究发现，肉毒毒素能更好减轻瘢痕顽固性的痛痒感，抑制瘢痕增生；激素治疗无效的瘢痕亦可用注射肉毒毒素治疗。

第二十三章 颈部肌筋膜炎

1. 肉毒毒素治疗颈部肌筋膜炎的原理是什么?

答： 肉毒毒素可以通过抑制神经递质如P物质、神经激肽A、降钙素基因相关肽的释放，抑制神经源性炎症；直接作用于伤害感受器，在神经传入中枢通路中起到抗伤害性感受作用；此外，肉毒毒素或其降解产物可作用于脊髓水平而减轻疼痛。

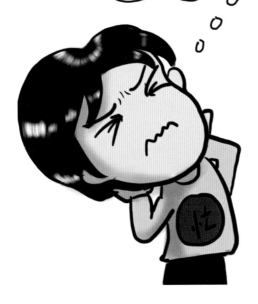

是不是我脑袋太大了，脖子痛……
去打肉毒毒素缓解下吧!

2. 肉毒毒素治疗颈部肌筋膜炎的注射剂量是多少？

答：注射时可选用2mL生理盐水稀释100U肉毒毒素，每个点注射10~20U，总剂量控制在100~200U。

3. 颈部肌筋膜炎的疼痛范围较大，怎样注射才能有效缓解疼痛呢？

答：肉毒毒素注射部位主要包括：疼痛点或扳机点、局部按压后存在条索状或结节状组织处、引起主要疼痛的肌肉的肌腹处（用于缓解肌肉紧张）。

4. 哪些患者不适合使用肉毒毒素治疗颈部肌筋膜炎？

答：患有神经—肌肉接头疾病的患者；严重的心脑血管、肝肾及造血系统疾病患者；妊娠及哺乳期妇女。

5. 注射肉毒毒素后有什么副作用？

答：肉毒毒素注射可引起红肿、疼痛、红斑、肿胀、瘀血等，注射后即刻冷敷，可以明显减少此类不良反应；小剂量局部注射后，肉毒毒素迅速与肌肉结合，剩余极少量进入血液循环，故全身不良反应少见。

6. 肉毒毒素注射后什么时候见效？

答： 一般3~7d起效，最佳疗效在3~4周时出现。

7. 与激素相比，肉毒毒素治疗肌筋膜炎有什么优点？

答： 临床应用较为广泛的激素为糖皮质激素局部封闭治疗，激素治疗的副作用大，长期使用将对肌肉韧带产生不可逆的损伤，且激素需要反复多次注射才能稳固疗效。 肉毒毒素治疗比激素治疗起效更快，效果更好，安全性更佳，维持时间较稳定，能够有效改善症状。缺点是治疗成本相对较高。目前国内在临床中使用肉毒毒素来改善肌筋膜炎的应用不多，仍然需要大样本病例来观察其有效性和安全性。

第三部分

分论 美容部分

第二十四章 面部除皱

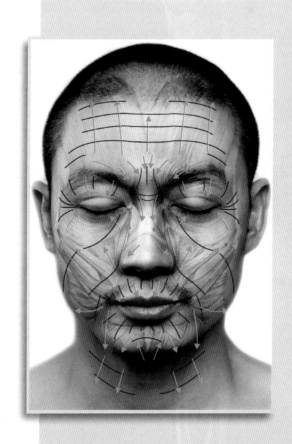

1. 注射肉毒毒素的美容效果？

答：肉毒毒素是一种天然、纯化的蛋白质，可放松引起皱纹的肌肉，使面部显得年轻。

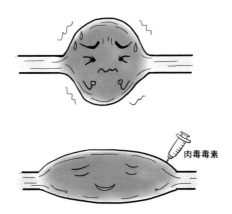

肉毒毒素

2. 为什么肉毒毒素可以治疗皱纹？

答：当我们收缩面部肌肉形成面部表情时，就会出现许多面部皱纹。在我们表达表情时出现的皱纹称为动态纹，肉毒毒素可以放松导致皱纹形成的肌肉。当我们年轻时，当面部表情完成后，我们的皮肤会回弹到原来的位置，但随着年龄渐长，动态皱纹留在了皮肤上，形成了静态纹。肉毒毒素不能用于治疗静态纹。

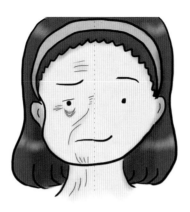

注射肉毒毒素前　　　　　　注射肉毒毒素后

3. 肉毒毒素治疗皱纹安全吗？

答： 长期的临床数据和经验发现，肉毒毒素在各种美容治疗中的安全性相当好。 肉毒毒素已经在88个国家获得批准使用。肉毒毒素目前是同类药物中首个在中国得到CFDA批准可用于医疗美容（皱眉纹）的产品。

3. 我可以在哪儿得到肉毒毒素治疗皱纹？

答： 肉毒毒素是一种只能通过处方获得的药品，只有那些有资质的医院或诊所才能提供这种治疗。

4. 肉毒毒素治疗皱纹的疗效能持续多长时间？

答： 大多数可以维持4～6个月，因个人体质而异。

5. 肉毒毒素治疗皱纹最常见的副作用有什么？

答：基本上没有。偶尔，有些轻度的局部瘀血、充血、瘙痒和头痛，一般持续时间很短，当天就会消失。少数情况下瘀血需要2~3d才能完全消失。

6. 哪些人不能接受肉毒毒素治疗皱纹？

答：

（1）已知对该制剂的任何成分过敏者。

（2）患有神经肌肉接头性疾病（重症肌无力、肌无力综合征等）者。

（3）拟注射部位存在感染者。

（4）最近6个月内有怀孕计划者。

7. 肉毒毒素不同品牌之间的区别是什么？

答：从效力、安全性和维持时间的角度考虑，不同品牌肉毒毒素的区别并不明显。

8. 弥散性越大效果越好吗？

答：在某些情况可能由弥散性大小导致的临床差别并不明显。但在大多数情况下需要精确注射时，如治疗皱眉纹时，弥散性越小就越显优势（个体化治疗、不良反应发生率低）。

9. 在很多地方发现有所谓的肉毒毒素加强型，即肉毒毒素联合激素一起使用，这样可以吗？

答： 在美容适应证的治疗中，目前尚无有关肉毒毒素和激素联合使用的研究结论。

10. 肉毒毒素配置后能放多久，对药效是否有影响？

答： 药物配制后冷藏保存在$2 \sim 8^{\circ}C$的环境中，4h内使用。

11. 患者使用肉毒毒素一定时间后是否会产生抗体？

答： 患者体内A型肉毒毒素中和抗体的形成可能会降低肉毒毒素的生物学活性，从而影响本品的疗效。尚未确定中和抗体生成的主要影响因素。一些临床试验结果提示，过于频繁或过大剂量地注射肉毒毒素可能会导致患者较高的抗体生成的发生率。通过注射最低有效剂量并保持最长的适宜注射间隔，可使患者抗体生成的可能性最小化。

12. 在发生眼睑下垂等副作用时，使用哪种拮抗剂可以缓解？

答： 可以使用 α-肾上腺素能眼药水来改善这种暂时的眼睑下垂，例如艾尔建生产的Albalon-A 和爱尔康生产的Naphcon-A 等。

13. 常用的肉毒毒素的赋形剂为人血白蛋白和明胶，两者有何区别？

答： 明胶和白蛋白都属于赋形剂，都可以起到保护肉毒毒素效力的作用。明胶原料来自于动物，白蛋白原料来自于人类。白蛋白比明胶更加不容易引起过敏，但是明胶保护肉毒毒素的作用比白蛋白更强。

14. 肉毒毒素打多了会中毒吗？

答： 一般人最大可以接受的量不会超过800U，并不建议过度、过量使用肉毒毒素。

15. 肉毒毒素会在体内累积吗？

答： 不会。肉毒毒素的半衰期是10h，毒素并不会在体内累积。

16. 注射肉毒毒素瘦脸，3次就可以永久有效吗？

答： 不会。因为肉毒毒素的维持时间一般都在4~6个月，没有永久有效的肉毒毒素治疗，只能说效果会越来越自然，但是并不会永久。

17. 我的小姐妹在美容院打的肉毒毒素是真的吗?

答： 肉毒毒素的储存和注射都是有严格的条件的，是只能通过处方获得的药品，只有那些有资质的医院或诊所才能提供这种治疗。美容院不是合法注射肉毒毒素的场所，消费者须谨慎。

18. 为什么我打了肉毒毒素瘦脸，咬东西的时候，腮部像青蛙一样一鼓一鼓的?

答： 注射肉毒毒素瘦脸后，出现"蛙腮"现象是由于肉毒毒素注射层次过浅或者分布不均造成的，可以在注射后1~2周，对肉毒毒素未作用到的部分咬肌再次进行肉毒毒素的注射，以纠正该现象。

19. 我刚刚打了狂犬疫苗，还可以打肉毒毒素吗?

答： 目前尚无证据表明注射狂犬疫苗后再注射肉毒毒素会出现与狂犬疫苗相关的不良反应。

20. 我刚刚打了肉毒毒素瘦小腿，为什么走路感觉无力?

答： 肉毒毒素瘦小腿是将肉毒毒素注射在腓肠肌内侧头和外侧头处，使其放松并萎缩，由于腓肠肌也参与人的行走过程，因此患者会出现走路时无力的感觉。

21. 我打了肉毒毒素瘦脸，为什么感觉颞部凹陷了？

答： 在注射肉毒毒素瘦脸时，肉毒毒素可能会随着咬肌纤维弥散至整个咬肌范围内，如果咬肌上方起点分布较高，甚至到达颞部，则会出现颞部变凹陷的情况。

22. 为什么我打完肉毒毒素会有点儿头疼？

答： 有极少部分人打完肉毒毒素会出现轻微的头疼，目前其机制还不清楚，可能是肉毒毒素进入血液循环或神经系统所导致的反应。

23. 为什么我打肉毒毒素除鱼尾纹，眼袋反而加重了？

答： 由于使用肉毒毒素注射鱼尾纹后，可使眼轮匝肌得到放松，收缩力量减弱，如果注射位置靠近下睑，则可能出现眼袋加重的情况。

24. 得了红斑狼疮，可以打肉毒毒素吗？

答： 目前尚无研究表明红斑狼疮患者注射肉毒毒素后会引起病情加重。如果病情较重，建议患者暂时不要行肉毒毒素注射。

25. 肾功能不全，可以打肉毒毒素吗？

答： 如果患者有严重的肾功能不全，不建议行肉毒毒素治疗。

26. 打完肉毒毒素出现瘀青了，几天可以消退呢？

答： 如果注射时不巧刺破小血管，可能会在局部出现瘀青，一般无须进行特殊处理，3~7d后可自行消退。

27. 打完肉毒毒素瘦肩，可以穿有肩带的文胸吗？

答： 注射肉毒毒素瘦肩后，可以正常穿戴有肩带的文胸。

28. 为什么我打完肉毒毒素，感觉面部很紧绷？

答： 因为肉毒毒素可阻断副交感神经递质的释放，抑制腺体分泌，所以注射后会有局部紧绷感，无须进行特殊处理，可自行消退。

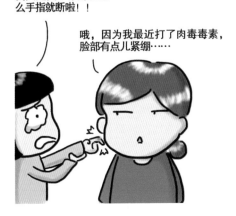

29. 打肉毒毒素除腋臭，可以维持多久？

答： 一般注射肉毒毒素除腋臭，效果可以维持4~6个月。

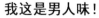

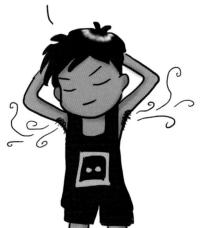

我这是男人味！

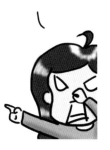

你那是腋臭！
赶紧去用
肉毒毒素
除一下！

30. 肉毒毒素可以治疗脱发吗？

答： 有研究发现，肉毒毒素对于治疗男性脱发有一定的效果，其原因可能是对头皮深层肌肉注射肉毒毒素后，改善了头皮的血流和氧浓度。

31. 我脸上长了青春痘，我可以打肉毒毒素吗？

答： 如果是少量的青春痘可以注射肉毒毒素，但是需要严格消毒，且注射点须避开感染部位；如果有大量的青春痘，建议暂时不要注射肉毒毒素，需先治疗青春痘后，再行肉毒毒素的注射。

32. 打肉毒毒素会疼吗?

答：注射所引起的疼痛通常在绝大多数求美者的耐受范围以内，无须进行特殊处理。如求美者对疼痛过于敏感，可在使用前对注射部位进行表面麻醉或冰敷。

33. 打肉毒毒素之后多久可以洗澡/洗脸/化妆?

答：注射肉毒毒素后30min内不要洗澡/洗脸/化妆，注射后2d内不要搓揉或用力按摩注射部位，不要做热敷或泡浴。

34. 注射完肉毒毒素需要注意些什么?

答：

· 注射当天不可按摩或揉擦治疗区域。

· 注射30min后，可以正常洗脸、上淡妆。

· 注射后，保持直立体位至少4h，第1天晚上睡觉时请避免面部向下。

· 接受治疗后，如果出现头痛，可以建议服用对乙酰基酚类药物止痛。

· 注射后不要服用氨基糖苷类抗生素（如庆大霉素等）或

大观霉素。

- 避免在注射后24h内饮酒。
- 为确保治疗效果，注射肉毒毒素后2周来院回访。

35. 打肉毒毒素之前有没有忌口？

答：在注射肉毒毒素之前可以正常饮食。

36. 月经期，我可以打肉毒毒素吗？

答：目前尚无研究表明在月经期注射肉毒毒素会增加不良反应的发生率。

37. 我可以跟我的小姐妹合用1瓶肉毒毒素吗？

答：如果经过医生评估1瓶肉毒毒素的剂量足够2个人使用，那就可以2个人合用1瓶药，但在配药和注射时要避免交叉感染。

38. 为什么我打肉毒毒素除额纹后，眉毛"飞"起来了？

答：如果注射的肉毒毒素集中在额肌中部，两侧注射较少或未注射，就会造成眉毛"飞"起来的情况，这时可以选择在眉尾上方注射肉毒毒素进行纠正。

39. 肉毒毒素一般多久需要补打1次?

答： 可根据每个人的不同情况，选择4～6个月补打1次。

40. 曾经注射肉毒毒素出现了抗药性，隔多久可以再打?

答： 如果出现抗药性，一般抗体可持续3年以上，建议再次注射时改用其他类型的肉毒毒素。

41. 注射肉毒毒素除皱后是否会出现表情僵硬?

答： 面部的表情活动复杂、细腻，表情肌是由多个肌群共同组成的，各肌群之间存在着相互协调和拮抗的作用。肉毒毒素的主要作用是放松目标肌肉，医生将根据面部肌肉情况进行药品浓度和剂量的调整，为求美者制订出最适合的治疗方案。因此，只要在具有资质的正规医院、经专业培训的医生指导下进行注射治疗，通常不会出现这种状况。

42. 注射肉毒毒素除皱会有什么样的不良反应?

答： 注射肉毒毒素除皱安全可靠，其不良反应发生率低。偶尔会有一些轻度的局部瘀血、瘙痒或头痛，但通常持续时间很短，当日即可消失（极少数情况下2～3d后症状消除）。此外，由于部分求美者未适应局部肌肉被放松而引起的感觉，或可引起心理不适。

43. 一次肉毒毒素注射需要多长时间？

答： 注射肉毒毒素无须进行皮肤测试，因此，自与求美者沟通起，面部评估、设计治疗方案和注射治疗的总体时间不超过1h，故通常被称为"午餐美容"，即利用一顿午餐时间即可达到美容效果。

44. 多次注射肉毒毒素会有依赖性吗？一旦停止注射了，皱纹情况会进一步加重吗？

答： 注射肉毒毒素并不具有依赖性，即使停止使用，也不会产生任何加重情况，皱纹只是回到基线水平。

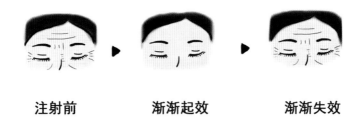

注射前　　　　　渐渐起效　　　　　渐渐失效

45. 准备要怀孕了，可以注射肉毒毒素吗？

答： 注射肉毒毒素后6个月内不宜怀孕。

46. 注射肉毒毒素除皱纹，多久可以见效？

答：一般注射肉毒毒素除皱，在注射后2~3d开始起效，可以维持4~6个月的时间。

47. 注射肉毒毒素会过敏吗?

答：任何药物都有可能产生过敏反应，肉毒毒素也有可能引起过敏反应。一般大多为轻度过敏反应，表现为局部皮疹、红斑、水肿，重度过敏反应较为罕见。因此，注射肉毒毒素要前往正规医疗机构注射，注射后观察15min，无不适再离开。

48. 肉毒毒素是不是有毒性? 安全吗?

答：注射治疗剂量的肉毒毒素是安全的，但如果一次注射过大剂量的肉毒毒素有可能导致全身的中毒反应。因此，注射肉毒毒素要到正规的医疗机构，使用经国家食品药品监督管理局批准的正规产品。

49. 注射肉毒毒素除皱是不是一次注射剂量越多，效果越好，维持越久?

答：注射肉毒毒素进行面部除皱，如果注射剂量较大，容易造成面部表情僵硬，反而影响美容效果。注射肉毒毒素达到一定的剂量后，即使再加大剂量，效果维持时间也不会再有明显延长。

50. 注射肉毒毒素除皱要间隔多久才能再注射？

答： 一般肉毒毒素两次注射之间，至少需要间隔3个月（不包括第一次注射后短时间内小剂量注射调整的时间）的时间。

51. 注射肉毒毒素后是不是面部皱纹就可以变平了？

答： 如果皱纹是面部做表情时肌肉收缩后才出现的动态皱纹，可以通过注射肉毒毒素使皱纹变平。如果是在面部平静状态下就有的静态性皱纹，那注射肉毒毒素只能使皱纹变浅，需要结合注射填充剂等其他治疗方法才能使皱纹变平。

52. 哪些职业的人不适合在面部注射肉毒毒素除皱纹？

答： 依靠面部表情工作的人，如演艺人员等，在面部注射肉毒毒素时要慎重，注射后有可能导致面部表情不自然。以声音为职业的人，如播音员、歌唱家等，在口周或咽喉部注射肉毒毒素时需慎重，注射有可能导致发音异常。

53. 感冒了可以注射肉毒毒素吗？

答： 一般程度较轻的感冒不影响肉毒毒素注射，但如果使用了非甾体类抗炎药（容易出血）或者氨基糖苷类抗生素（使肉毒毒素毒力增强）须提前告知医生，由医生根据情况进行判断。

54. 额部注射肉毒毒素除皱后，出现两侧眉毛高低不一样怎么办？

答： 额部注射肉毒毒素除皱后，如果出现两侧眉毛不对称的情况，可以在注射后1～2周时，请医生进行评估。必要时可以在局部注射少量肉毒毒素以纠正两侧眉毛不对称的情况。如果不进行纠正，随着肉毒毒素药力的消失，3～6个月后两侧眉毛不对称的情况也会自行纠正。

第二十五章 面部轮廓塑形

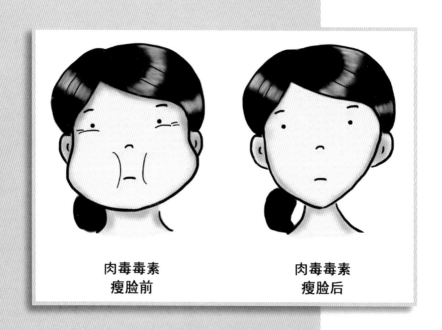

肉毒毒素
瘦脸前

肉毒毒素
瘦脸后

1. 有哪些肉毒毒素注射可以改变面部轮廓？

答：咬肌注射、颈阔肌注射、颏肌注射、鼻中隔肌注射。

2. 如何辨别求美者的咬肌是否肥大？

答：静态下观察求美者的下面部外形，面下1/3是否过宽、下颌角是否凸出，嘱其咬紧磨牙，观察外形的变化，并用手指感触咬肌收缩时的硬度和范围，辨别咬肌肥大与骨性下颌角肥大。

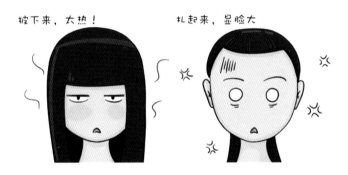

3. 肉毒毒素注射咬肌瘦脸的原理是什么？

答：肉毒毒素通过阻滞运动神经末梢乙酰胆碱的释放，达到松弛肌肉的作用，咬肌会在长时间部分废用的情况下萎缩变薄，从而达到瘦脸的效果。

4. 市场上的"瘦脸针"指的是什么？

答： 一般指肉毒毒素注射咬肌，市场上也有注射激素类或者磷脂酶类药物溶解脂肪以达到瘦脸效果的，但后者没有通过审批。

5. 近期有牙疼，可以打"瘦脸针"吗？

答： 尽量不要在牙疼的同期进行肉毒毒素注射咬肌，以免耽误牙齿疾病的治疗。

6. "瘦脸针"注射之后会不会影响咀嚼功能？

答： 肉毒毒素注射咬肌起效后，咬肌的咀嚼功能会减弱，咀嚼时感觉力量不足，但一般能够保证对柔软食物的咀嚼功能，而且也不建议患者去咀嚼偏硬食物。

7. "瘦脸针"注射之后多久能见效？可以达到永久效果吗？

答： 一般3～4d会感觉到咬肌的咀嚼力量减弱，到3～4周时可观察到面部轮廓的改变，效果维持4～6个月，多次注射可延长注射时间，一般咀嚼习惯维持较好者，可在注射3～4次后保持长期效果。

8. "瘦脸针"可以达到什么样的效果？

答： 主要是调整面下1/3，使得面部轮廓平滑、柔和、自然过渡，趋向于鹅蛋脸或者瓜子脸。

9. 肉毒毒素注射咬肌后，如何能保持更好的效果？

答： 尽量避免咀嚼偏硬有韧性的食物，如坚果类、牛筋、软骨、甘蔗等，避免长时间使用咬肌咀嚼，以避免过度锻炼咬肌。

10. 打"瘦脸针"有什么风险？

答： 一个是肉毒毒素的风险，它是一种神经毒素，有一定的毒性和致敏性，但发生概率极低；另一个是可能发生注射并发症，如血肿、双侧脸不对称、面颊凹陷、咬肌突出、表情僵硬等。

11. 打"瘦脸针"后为什么感觉面颊凹陷了？怎么办？

答： 这可能是因为注射剂量过大，导致咬肌体积缩小过于明显，引起表面的皮肤软组织下陷；也可能是因为注射点过高，靠近咬肌上缘和前缘所致。因此，注射时剂量不可过大，注射点位不应超过耳屏与口角的连线，注射时肌肉前部和上部剂量可适当减少。

12. 肉毒毒素注射咬肌后出现一侧咬肌突出是什么原因？怎么处理？

答：原因分两种：一种是注射后即刻或当日出现注射局部肿大，这是因为注射时刺破血管，引起局部出血，形成小血肿；另一种情况是在注射后2周左右，在咬紧磨牙时出现咬肌区域局部向外鼓起的现象，这是由于肉毒毒素对咬肌的作用不均匀所致。对于前一种情况，患者在发现局部肿大时应立即压迫止血及冷敷，1周左右血肿被吸收后会消失。对于后一种情况，患者可再等待2周左右，肌肉均匀松弛后突出情况会缓解。如果考虑后一种情况是注射时不均匀所致，可在肌力较强的咬肌部位补充注射5～10U的肉毒毒素治疗。

13. 肉毒毒素注射颈阔肌可达到下面部提升的效果，原理是什么？

答：因皮肤松弛、重力作用及颈阔肌向下方的牵拉作用，面颊部与下颌缘处软组织下垂，呈现衰老面容。肉毒毒素注射颈阔肌后，使得颈阔肌向下方的牵拉力量减弱，面颊部与下颌缘处软组织相对上移，从而达到下面部提升的效果。注射后下颌缘的轮廓线也会更加清晰。

14. 下面部提升的注射层次是哪一层？

答：皮内注射因注射范围大，注射点多，皮内注射较疼，可以先在注射范围内的皮肤表面涂抹利多卡因软膏，达到表面麻醉效果后再进行注射。

15. 肉毒毒素注射颏肌能达到什么样的效果?

答： 肉毒毒素注射后，可使颏肌放松，能够改善颏部的鹅卵石样外观，但颏肌松弛后有一定程度的下降，视觉上会有一定的延长。

16. 肉毒毒素注射颏肌可能出现哪些并发症?

答： 肉毒毒素弥散到颏肌外侧浅面的降下唇肌或者上方的口轮匝肌，会导致该侧下唇不对称；弥散到口轮匝肌，会导致口唇闭合不全、流口水，影响说话、进食。

第二十六章 身体轮廓塑形

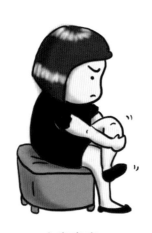

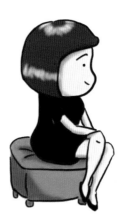

肉毒毒素
瘦腿前

肉毒毒素
瘦腿后

1. 有哪些肉毒毒素注射可以改善身体轮廓？

答： 腓肠肌注射（瘦小腿）、斜方肌注射（瘦肩）、三角肌注射（瘦胳膊）。

2. 市场上的"瘦腿针"是什么？

答： 正规的是肉毒毒素注射，国内通过审批的只有两种商品：兰州的衡力®和美国的保妥适®。

3. "瘦腿针"的原理是什么？

答： 肉毒毒素通过阻滞运动神经末梢乙酰胆碱的释放，达到松弛肌肉的作用，腓肠肌会在长时间部分废用的情况下萎缩变薄，从而达到瘦腿的效果。

4. "瘦腿针"注射之后会不会影响走路和跑步？

答： 注射"瘦腿针"后可以保证基本的行走功能，但是长时间走路可能会容易感觉到双腿沉重，快速行走时容易摔跤，跑步时尤为明显。

5. "瘦腿针"可以持续多久？间隔多长时间注射1次？

答： 注射后维持效果4~6个月，效果不明显时注射第2

次，多次注射可延长注射时间，一般腓肠肌运动较少者，可在注射3～4次后保持长期效果。

6. 注射"瘦腿针"后多久可以去锻炼？

答： 一般注射后1周内不建议做剧烈运动，1周后不建议小腿部剧烈运动。

7. 如何判断求美者是否适合注射"瘦腿针"？

答： 嘱求美者保持直立位，小腿中部外观较粗，踮起脚尖时，有时可见小腿中部局部隆起，用手触摸小腿后内外侧，如有硬实的肌肉膨出，即可考虑注射肉毒毒素进行改善。

8. 如何判断求美者是否适合注射"瘦肩针"？

答： 如求美者肩颈部皮下的斜方肌过于发达，甚至高高隆起呈现"虎背熊腰"的外观，颈部外观较短、较粗，则适合注射"瘦肩针"。

9. 注射"瘦肩针"后有什么不良反应？

答： 注射后出现肌肉酸胀，3～4d后会缓解；肌无力，做耸肩动作困难；双肩外形不对称。

10. "瘦肩针"注射的是哪一块肌肉？

答： 斜方肌

11. 什么情况下可以注射肉毒毒素瘦胳膊？

答： 上臂上1/3至肩关节处外侧膨隆，外展肩关节时可见外侧肌肉隆起，为三角肌肥厚，即可注射肉毒毒素。

12. 注射肉毒毒素瘦胳膊有什么不良反应？

答： 主要为肌无力，双上肢提拉力量减弱，因而从事需要双上肢负重的职业者不应注射肉毒毒素。

第二十七章 多汗症

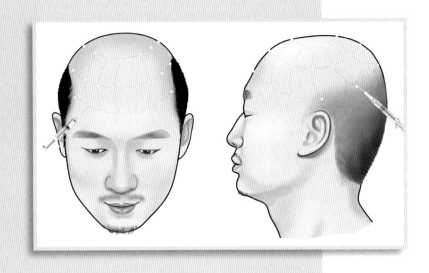

1. 肉毒毒素可以治疗的多汗症有哪些?

答: 面部多汗症、手心多汗症、足底多汗症、腋部多汗症。

2. 面部多汗症分哪几个类型?

答: 前额型、"匍型秃发"型、全头皮型、前额及全头皮型。

3. 在肉毒毒素治疗多汗症前,应排除哪些引起多汗情况的因素?

答: 围绝经期综合征、糖尿病等,药物作用。

4. 如何较为精确地确定注射范围?

答: 注射前可进行碘–淀粉试验,即清洁后在可疑出汗部位先涂上消毒常用碘伏,然后再涂上淀粉,汗液会使出汗部位呈现点状紫色。

5. 注射肉毒毒素治疗多汗症的原理是什么?

答: 通过阻止支配腺体的自主神经节后纤维的乙酰胆碱的释放,从而抑制腺体分泌。

6. 肉毒毒素治疗多汗症的注射层次?

答：真皮层及皮下组织的交界处。

7. 肉毒毒素治疗多汗症的配比方案?

答：一般使用4mL生理盐水稀释100U肉毒毒素。

8. 肉毒毒素治疗多汗症的效果能维持多长时间?

答：常规注射治疗效果一般能维持4~6个月，间隔治疗多次后，间隔时间会延长，随着腺体萎缩，症状减轻或消失。

9. 肉毒毒素治疗多汗症多久能看到效果?

答：4~5d能感觉到效果，1~2周达到高峰。

10. 有哪些并发症?

答：注射部位感染、瘀青、红肿等，面部还可能出现一些不良反应（如额部注射可出现眉下垂、眉毛不对称、吊梢眉等，鼻部注射可能出现鼻部动作不能、鼻唇沟变浅等）。

11. 治疗额部多汗症时如何避免引起眉毛形态、位置的改变?

答：首先注射点应避开位于眉上2cm以上的眉弓范围，其次注意保持两侧注射点位对称、注射剂量均匀。

第二十八章 联合治疗

1. 肉毒毒素注射美容联合治疗有哪些项目？

答： 对于面部静态皱纹（如川字纹、额纹）、颈横纹，可以注射肉毒毒素联合填充玻尿酸治疗；对于面部轮廓美容如颏部填充，可先注射肉毒毒素释放颏肌，再联合填充玻尿酸治疗；腋臭手术治疗后，部分患者仍有轻度异味，可联合注射肉毒毒素治疗。注射肉毒毒素还可以与水光针、激光、线雕等结合进行联合治疗。

2. 注射肉毒毒素联合填充玻尿酸，哪个先，哪个后？

答： 对于面部静态皱纹的填充：如果是即刻做联合治疗者，先填充玻尿酸，再注射肉毒毒素；如果是分开治疗的，先注射肉毒毒素，再填充玻尿酸。对于颏部填充者，先注射肉毒毒素释放颏肌，后填充玻尿酸。

3. 脸上刚注射了玻尿酸，能注射肉毒毒素吗？

答： 可以注射，不影响。

4. 脸上刚注射了肉毒毒素，能注射玻尿酸吗？

答： 可以注射，但是要尽量避免按揉注射肉毒毒素的部位。

5. 为什么川字纹注射了1个月了，还是没有完全消失？

答： 因为注射肉毒毒素能消除动态皱纹，对于静态皱纹只能改善，不一定能完全消除。静态皱纹需要联合填充玻尿酸治疗。

6. 如何判断自己的皱纹是否需要联合治疗？

答： 主要是判断自己的皱纹是动态皱纹，还是静态皱纹。面对镜子做表情动作，只有在做表情时才出现的皱纹即动态皱纹，不做表情动作时仍有的较深的皱纹即静态皱纹。静态皱纹需要联合治疗。

7. 水光针和肉毒毒素可以一起做吗？

答： 肉毒毒素可以结合水光针同时进行治疗，可改善全面部皮肤的细纹与光泽度。

8. 腋臭手术后仍有异味，还能注射肉毒毒素吗？手术后多久可以注射？

答： 可以注射，一般等术区基本恢复后即可注射肉毒毒素。

9. 面部注射了肉毒毒素改善不明显，能否再做线雕？

答：可以等肉毒毒素完全起效后，再联合线雕进一步改善。

10. 脸上刚做了激光治疗，还可以注射肉毒毒素吗？

答：可以注射。须注意的是，不建议刚注射肉毒毒素者马上做激光治疗。

第二十九章 注射后注意事项

1. 注射完肉毒毒素后马上就可以离开吗？

答： 注射肉毒毒素后应在医疗机构至少留观15min，一旦出现不良反应，可以立即进行处理。

2. 注射完肉毒毒素后可以做脸部按摩吗？

答： 注射肉毒毒素后48h内不要用力搓揉或用力按摩注射部位，以免肉毒毒素扩散至目标肌肉以外的肌肉或者腺体内，造成预期外的副作用。

3. 注射完肉毒毒素后多久可以化妆？

答： 一般注射肉毒毒素6h后可以进行洗脸、洗澡和化妆。

4. 注射肉毒毒素后可以抽烟喝酒吗？

答： 注射肉毒毒素后建议1周内避免抽烟、喝酒。

5. 注射"瘦脸针"后可以平躺吗？

答： 建议注射肉毒毒素"瘦脸针"后，4h内避免平躺，以防止肉毒毒素向上方扩散造成颊部凹陷。

6. 注射肉毒毒素后多久能见效？

答：注射肉毒毒素后24～48h即可出现肌肉松弛或麻痹的效果，所以注射后2d即可出现动态皱纹减弱、肌肉收缩力下降、汗液分泌减少等效果。瘦脸、瘦小腿等肌肉缩小的效果则一般要在注射后1个月左右才开始明显。

7. 注射肉毒毒素后要冷敷还是热敷?

答：注射肉毒毒素后即刻可以进行冷敷，以减轻注射后的疼痛，还可缓解肉毒毒素的扩散。注射后2d内不要进行热敷或泡浴，以免使肉毒毒素扩散到目标肌肉以外的肌肉或腺体内，造成预期外的副作用。

8. 如果注射完肉毒毒素后效果不满意，过多久可以补充注射?

答：肉毒毒素的再次注射应在前次注射4～6个月之后实施，不可在短时间内重复大剂量注射，否则易引起机体产生免疫性抗体。对于注射效果有少许不满意的部位，可以在注射后1～2周做少量的调整性注射或补充注射。

9. 为什么感觉注射完肉毒毒素后没有变化?

答：肉毒毒素注射后有一个逐渐起效的过程，特别是对瘦脸、瘦小腿等肌肉缩小的效果都是慢慢出现的，往往通过与注射前照片的对比才可以发现明显的不同。也有极个别者出现注射肉毒毒素后没有效果的情况，可能是由于自身对肉毒毒素产生了免疫性抗体，使肉毒毒素失效。

10. 注射完"瘦脸针"后，怎么样才能使效果维持时间更久？

答：避免咬硬的食物，减少咬肌的负荷可以使瘦脸的效果维持更久。此外，每4～6个月定期注射肉毒毒素瘦脸，经过3～5次的注射后也可维持更长的时间。

11. 注射完肉毒毒素后有什么忌口吗？

答：注射肉毒毒素后，1周内禁食海鲜、辛辣刺激的食物，忌烟酒。

第四部分

分论 如何鉴别肉毒毒素的真假

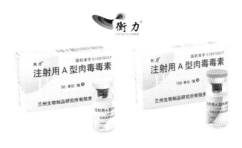

衡力®

通用名称：注射用A型肉毒毒素。

商品名称：衡力®。

英文名称：Botulinum Toxin Type A for Injection。

生产企业：兰州生物制品研究所有限责任公司。

规格：100单位/瓶、50单位/瓶两种规格。

包装：1瓶/盒，5盒为1个中包装盒。

鉴别：

　1. 生产日期、批号、有效期均为烙印，非油墨印刷。

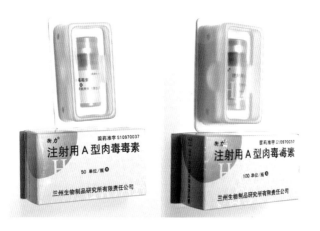

2. 电子监管码：每盒在市场上销售的衡力®产品均设有唯一的电子监管码，通过监管码，即可查到其来源和去向，真正实现"一件一码"的规范管理。可通过以下3种方式查询产品：

（1）拨电话：拨中国药品电子监管码查询专用电话95001111。

（2）登录网站：登陆中国药品电子监管网：www.drugadmin.com，或中国产品质量电子监管网：www.95001111.com。

（3）手机APP：手机下载"药品管家"软件，使用手机影像抓取电子监管码查询。

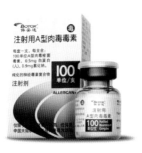
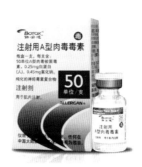

保妥适®

通用名称：注射用A型肉毒毒素。

商品名称：BOTOX®保妥适®。

英文名称：Botulinum Toxin Type A for Injection。

生产企业：艾尔制药（爱尔兰）

规格：100U/瓶、50U/瓶两种规格。

包装：1瓶/盒。

鉴别：

1. 外包装顶端及底部有激光标签及一次性胶水封口，开过的外盒不可重复利用。

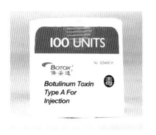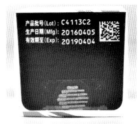

2. 外盒打开处为虚线折痕设计，注射更简便，同时防止二次利用。

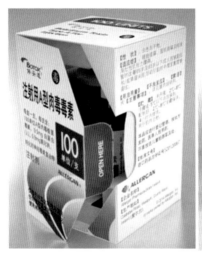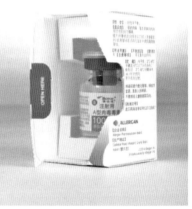

3. 外瓶四周有360°彩色激光标签，不易被仿造。

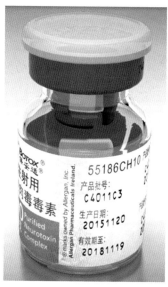

4. 患者与医生一起撕开激光标签后出现"USED"字样，确保药品不被重复利用。

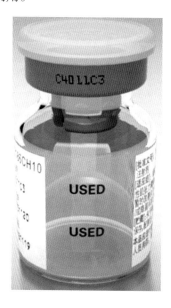

5. 药品电子监管码：为药品提供产品验证信息、存储与采集物流流向统计等信息服务。下载"药品管家"APP，扫描药品电子监管码，可以了解药品的生产批次、生产日期、有效期等数据。同时可以了解药品在正规渠道中的流向。

6. 登录网址：www.ai-yan.com，在艾妍网上了解保妥适®包装防伪措施。

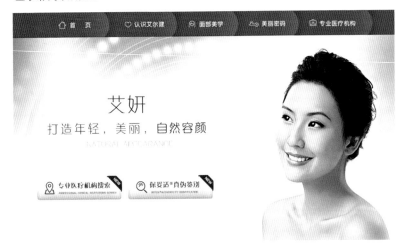

全国肉毒毒素治疗门诊表（按省份首字母排序）
· 中国肉毒毒素研究院收集制作 ·

【安徽省】

安徽省中医药大学神经病学研究所附属医院神经内科 韩永升 主任团队			周三 全天		预约方式： 13866159323
安徽省芜湖市第一人民医院康复科 纪红 副主任医师	周一 上午		周三 上午		预约方式： 15385868311
阜阳市阜南县人民医院 闫丙军医生		周二上午肌张力障碍及痉挛治疗门诊			预约方式： 18226292720

【北京市】

北京协和医院神经科 万新华 主任团队	周一上午特需神经内科门诊	周二上午运动障碍病专科门诊 王琳 副主任医师 周二下午肉毒毒素治疗门诊		周五上午国际医疗部门诊	预约方式： 010-114/010-69156699（国际医疗部）

清华大学玉泉医院神经内科 周世梅医生	周一上午神经内科门诊					预约方式：010-88257755转8172或6132
北京清华长庚医院神经内科 冯新红/杨亭亭医生				周四下午		预约方式：010-56119150
中日友好医院神经内科 王丽/董明睿医生			周三下午运动障碍专病门诊		周五下午国际部门诊	预约方式：010-84205259/84205071
北京天坛医院神经病学中心 潘华 主任团队	周一上午潘华主任 周一下午马陵艳医生			周四下午马陵艳医生	周五上午潘华主任	预约方式：京医通微信预约
北京清华长庚医院康复医学科 潘钰医师治疗团队	周一上午运动障碍肉毒毒素门诊	周二上午神经源性膀胱肉毒毒素门诊				预约方式：010-56119278

	周一	周二	周三	周四	周五	预约方式
【重庆市】						
重庆市第三军医大学大坪医院神经内科 高长越 主任团队			周三上午		周五上午	预约方式:023-68757844/68757540
重庆医科大学附属第二医院神经内科 余震 主任团队		周二全天	周三下午			预约方式:17382318177
重庆市第三军医大学西南医院神经内科 李媛医师治疗团队	周一下午肉毒毒素注射	周二上午神经内科门诊	周三下午神经内科门诊/肉毒毒素注射	周四上午肉毒毒素注射 周四下午神经内科门诊	周五下午肉毒毒素注射	预约方式:023-68773070
【福建省】						
厦门大学附属厦门眼科中心眼整形科 邓坤明医生			周三上午			预约方式:0592-2116266
福建医科大学附属漳州市医院康复医学科 江浩清 主任团队	周一下午总院门诊	周二上午朝阳分院				预约方式:0596-2082361/2082365(总院)/0596-2928634(朝阳分院)

【广东省】						
南方医科大学深圳医院康复医学科 杨万章 主任团队		周二上午名医馆门诊				预约方式： 0755-23329999/ 23360168
中山大学附属第三医院岭南医院康复医学科 胡昔权 主任团队				周四下午痉挛专科门诊（肉毒毒素注射）		预约方式： 18922102540
中山大学附属第三医院康复医学科 窦祖林 主任团队		周二下午姜丽主任专家门诊	周四上午窦祖林主任特诊门诊 周四下午姜丽主任专家门诊			预约方式： 020-85252003
中山大学附属第一医院神经科 张为西 主任团队			周三下午肌痉挛专科门诊			预约方式： 020-87755766 （限号40人）

广州市妇女儿童医疗中心神经与神经康复科 徐开寿 主任团队	周一上午儿童院区康复理疗专家门诊	周二上午儿童院区斜颈专家门诊 周二下午珠江新城院区儿童特诊		周日上午儿童院区儿童特诊	预约方式：020-81330645
香港大学深圳医院神经内科 崔玉真 副主任医师			周四下午		预约方式：0755-86913399
深圳市儿童医院康复科 曹建国 主任团队		周三上午			预约方式：0755-114或"深圳市儿童医院"官方微信
暨南大学医学院附属东莞五院中医康复科 崔超伟 副主任医师	周一全天	周三全天		周五全天	预约方式：0769-85510236/15817585136
深圳市第六人民医院康复科 向云 主任团队	周一上午肌张力障碍门诊				预约方式：0755-26553111
北京大学深圳医院神经内科					预约方式：0755-83923333

				周四下午		
林志坚 副主任医师				周四下午		
【河北省】						
邯郸市第一医院神经内一科 闫明坤医生					周五上午	预约方式：0310-8635243
河北医科大学第三医院神经内科 刘好文 主任团队				周四下午	周六、周日全天	预约方式：13292887806
石家庄市第一医院康复一科 陈秀明医生	周一至周五上午 康复一科病房 提前预约					预约方式：13001895611
【河南省】						
郑州大学第三附属医院儿童康复科 朱登纳 主任团队	周一全天门诊 朱登纳主任门诊（上午）		周三下午朱登纳主任	周四下午	周五上午	预约方式：0371-66903131
郑州大学第一附属医院神经内科 张海峰医生		周二上午	周三上午			预约方式：18638580101

河南科技大学第一附属医院神经内科 黄丽娜 主任团队		周二上午10点起，新院区内科楼7层肉毒毒素注射室			预约方式：0379-69823529/13838875649
河南省人民医院康复医学科 庄卫生医生			周三下午		预约方式：0371-67762868或"河南省人民医院"官方微信
【湖北省】					
华中科技大学同济医学院附属协和医院神经内科 熊念 主任团队			周三下午运动障碍疾病专家门诊肉毒毒素注射	周四下午运动障碍疾病专家门诊肉毒毒素注射	周五上午运动障碍疾病专家门诊肉毒毒素注射 预约方式：027-85726668
武汉大学人民医院神经内科 董红娟 主任团队		周二下午			预约方式：027-88999120

武汉市第一医院神经内科 张忠文医生	周一上午 神经内科 肉毒毒素 门诊				预约方式: 027-85332781
湖北医药学院附属襄阳市第一人民医院 丁旭东 主任团队	周一 上午		周三 上午		预约方式: 0710-3122532
华中科技大学武汉同济医院康复医学科 尤春景 主任团队	周一全天 同济本部 门诊		周三上午 光谷同 济院区 门诊		预约方式: 027-83663226
【湖南省】					
湖南省儿童医院儿童康复中心 颜华 主任团队				周四 全天	预约方式: 0731-85600969
岳阳市第一人民医院神经内科 马艳 主任团队					周五 上午 预约方式: 13873018810

湘雅博爱康复医院 蒋毅医生	周一 上午				预约方式： 0731-83055038
【黑龙江省】					
哈尔滨市儿童康复医院康复医学科 金春权 主任团队		周二 全天		周四 上午	预约方式： 0451-114/116
哈尔滨市第一医院神经内科 王中卿 主任团队	周一至周五 肉毒毒素专科门诊				预约方式： 0451-84883168/ 13604806890
哈尔滨医科大学附属第一医院神经内科 司承欢医生	周一至周五下午 神经内科病房治疗				预约方式： 13644568523
黑龙江省医院南岗院区神经内二科 冯涛/张健莉主任		周二 门诊		周五 门诊	预约方式： 0451-88025290
【海南省】					
海南省海口市人民医院康复医学科 李小山医师治疗团队	周一至周五 上午门诊				预约方式： 13700454636

【江苏省】						
苏州大学附属第一医院康复医学科 杨卫新 主任团队	周一上午肉毒毒素康复专科门诊				周五上午肉毒毒素康复专科门诊	预约方式：025-12320
苏州大学附属第二医院神经内科 罗蔚锋 主任团队	周一全天神经内科门诊			周四上午特需门诊神经内科门诊		预约方式：0512-67783485（神内门诊）/67783343（特需门诊）
南京医科大学附属脑科医院神经内科 阎俊 主任团队				周四上午		预约方式：025-82296146
江苏省人民医院康复医学科 陆晓 主任团队			周三下午			预约方式：江苏省人民医院官网
南京军区福州总医院康复医学科 彭慧平 主任团队			周三上午彭慧平主任		周五上午谭春山医生	预约方式：13600823060（彭慧平）/18959103176（谭春山）

徐州矿务集团总医院神经内科 龚爱平 主任团队					周五下午神经内科门诊王琦医生	预约方式：0516-85326832
扬州市中医院脑病科 刘彦廷 主任团队		周二下午神经内科（脑病科）门诊				预约方式：17715876735

【吉林省】

吉林大学第二医院神经内科 宋春伶 主任团队			周三上午肉毒毒素专病门诊 宋春伶主任、张雷、殷飞医生			预约方式：18844580735
吉林大学第一医院康复科 李贞兰 主任团队	周一 李贞兰主任		周三 刘训灿医生			预约方式："吉大一院"微信公众号或手机app，以及jdyy.cn网站

			周四上午不自主运动门诊		预约方式：0431-88916232
长春市中心医院神经内科 陈罕医生					

| 【辽宁省】 ||||||

| 大连医科大学附属第一医院神经内科

梁战华 主任团队 | 周一下午运动障碍病门诊 梁战华 | 周二下午运动障碍病门诊 梁战华

肉毒毒素注射 梁战华、宋春莉 | | | 预约方式：0411-83635963 转3205 |
| 沈阳市儿童医院康复科

关丽君 主任团队 | | 周二全天 王春南主任 | 周三上午 关丽君主任 | | 预约方式：024-26217992（王春南）/26217976（关丽君） |

| 【内蒙古】 ||||||

| 包头医学院第一附属医院神经内科

吴丽娥 主任团队 | 周一至周五 上午 杜茸茸医生 | | | | 预约方式：0472-2178646/13848260182 |

【上海市】					
上海市同济医院神经内科痉挛及肌张力障碍专病门诊 靳令经 主任团队	周一下午靳令经主任专家门诊			周四上午肉毒毒素门诊 周四下午肉毒毒素注射	预约方式：13818659701
复旦大学附属华山医院康复医学科 李放 主任团队	周一全天李放主任		周三全天吴军发主任（华山东院）		预约方式：021-50309919或50301999转1000（李放）/13585888698（吴军发）
上海市第一人民医院康复医学科 陈文华主任团队			周三上午		预约方式：13761778509
上海市第一人民医院神经内科 吴云成主任团队		周二下午肌张力障碍与肉毒毒素治疗门诊张力医生	周三上午帕金森病和运动障碍疾病门诊朱潇颖医生		预约方式：021-63240090转3751
上海交通大学医学院附属瑞金医院神经内科 吴逸雯医师治疗团队	周一下午肌张力障碍门诊	周二下午吴逸雯专家门诊			预约方式：胡医生（1801939-2217），周一至周五8:00-17:00；还可通过瑞金医院APP预约

【山东省】						
青岛大学附属医院市南院区康复医学科 李铁山 主任团队	周一上午		周三上午			预约方式：0532-96166/82911210
潍坊医学院附属医院神经内科 李雪梅 主任团队		周二下午	周三全天			预约方式：0536-3081267
山东省立医院西院神经内二科 张清华 主任团队				周四下午		预约方式：0531-68778546/15168863112
山东省立医院康复医学科 范晓华 主任团队	周一上午		周三上午		周五上午	预约方式：0531-68776571
济宁医学院附属医院肉毒毒素门诊 杨燕主任/田文静副主任		周二下午 杨燕主任	周三下午 田文静副主任			预约方式：0537-2966666（具体门诊时间以医院官方网站为准）
烟台市烟台山医院						预约方式：0535-6602185/6607637

续表

	周一	周二	周三	周四	周五	预约方式
邵鹏 副主任医师				周四下午 肌痉挛专病门诊		
【山西省】						
山西省人民医院神经内科运动障碍门诊 杨建仲 主任团队		周二下午	周三上午	周四上午		预约方式：12580/18114/96511/12320
山西医科大学第一医院康复科 练涛 主任团队		周二上午专家门诊肉毒毒素注射				预约方式：0351-4639114
临汾市第四人民医院神经内科 张云燕医生					周五上午	预约方式：13008022257
【陕西省】						
西安第四军医大学唐都医院康复科 刘朝晖 主任团队	周一上午					预约方式：029-84777611
第四军医大学西京医院康复医学科 刘卫 主任团队	周一上午	周二上午		周四上午		预约方式：029-84775439/84775440

第四军医大学西京医院神经内科 史明 主任团队				周四上午肉毒毒素门诊 周四下午肉毒毒素注射	预约方式：029-84775368
西安中医脑病医院神经内科 李建军医生	周一至周五全天 脑病十一科门诊 主治：肢体痉挛的肉毒毒素注射				预约方式：029-86796771转6155/13709263115
【 四川省 】					
四川大学华西医院神经内科 商慧芳 主任团队		周二上午			预约方式：15828238252
【 天津市 】					
天津市儿童医院康复科 赵澎 主任团队	周一上午		周三全天		预约方式：可通过"天津就医"APP预约就诊
天津市眼科医院眼睑痉挛面肌痉挛门诊 陈遐 副主任医师	周一下午			周四下午	预约方式：022-27233135
【 云南省 】					
昆明医科大学第二附属医院康复医学科	周一上午				预约方式：0871-65351281转2114/13508710081

敖丽娟 主任团队						
昆明医科大学第二附属医院康复医学科 郑琳医师治疗团队	周一上午	周二上午			周四上午	预约方式：0871-63402690

【浙江省】

浙江大学医学院附属邵逸夫医院神经内科 胡兴越 主任团队	周一全天神经内科门诊（拼药）	周二上午名医门诊（胡兴越） 周二下午专家门诊（蔡华英）	周三上午名医门诊（胡兴越）专家门诊（蔡华英） 周三下午斜颈专科门诊专家门诊（王莉）	周四上午专家门诊（王莉）		预约方式：0571-114
浙江大学医学院附属邵逸夫医院康复医学科 李建华 主任团队	周一上午		周三上午			预约方式：0571-114
浙江大学医学院附属儿童医院康复医学科（湖滨院区） 李海峰 主任团队	周一上午	周二上午		周四上午 周四下午肉毒毒素注射	周五上午	预约方式：0571-88873322

続表

机构 / 医生	周一	周二	周三	周四	周五	周日	预约方式
浙江大学医学院附属第一医院神经内科 唐敏医生				周四上午肌张力障碍门诊			预约方式：0571-114
宁波市康复医院 宋作新医生					周五上午		预约方式：13958233160
温岭市第一人民医院康复医学中心 饶高峰 主任团队	周一至周五 全天门诊						预约方式：13575851085
温州医科大学附属眼视光医院 倪建光医生		周二全天		周四上午		周日上午	预约方式：0577-88068888
温州市人民医院肌张力障碍/肉毒毒素门诊 叶红 主任团队	周一上午	周二下午		周四上午	周五上午		预约方式：0577-88059870/13968808685
温州市中医院大士门院区康复科 吴登宠医生		周二上午					预约方式：15868751778

温州医科大学附属第一医院神经内一科 王虹医生					周四下午南白象院区		预约方式： 0577-55579834

To kill or cure? 肉毒毒素为患者带来的利益不仅是驻颜有术，更是解除痉挛，缓解病痛，这是肉毒毒素特有的精彩！

从我开始认识肉毒毒素到真正把肉毒毒素作为事业已经有10个年头了，在这第10年，《只有肉毒毒素知道：肉毒毒素注射患者必备手册》的出版绝对是一个具有里程碑意义的事件。

从2016年开始，我们逐渐树立和规范肉毒毒素行业标准，将肉毒毒素注射技能和剂量标准化、精准化，是我们一直为之努力的方向，也是我们出版肉毒毒素系列丛书的初衷。

《只有肉毒毒素知道：肉毒毒素注射患者必备手册》将作为我们迈向衔接广大患者与医生沟通桥梁的第一步。广大患者们可以通过本书了解注射前后常见的疑问和困扰，而更有意义的是，本书中还包含了如何鉴定真假肉毒毒素内容和全国肉毒毒素治疗门诊表，这将大大方便苦苦求医的患者们，使其无须长途跋涉，通过门诊表，便可以轻易找到本省内距离自己最近的、会注射肉毒毒素的医生。

很感谢各位学者的真诚支持，他们提供了珍贵的文字和图片资料；感谢编者无私地将临床经验编撰成文；感谢辛勤为本书提供过帮助的朋友，以及为之倾注心血的我们团队的各成员，是他们给予了积极推进肉毒毒素事业发展的良好助力。当然，本书中某些数据因为编者工作中相关经验的总结与体会可能存在偏差而有不精之处，望读者朋友们能积极指正！

骆叶

肉毒毒素 btxa
系列丛书

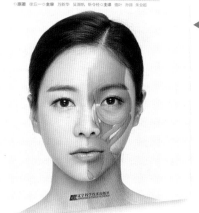

《亚洲人肉毒毒素注射》

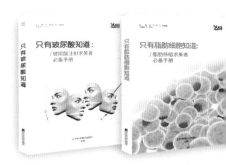

《只有玻尿酸知道》　　《只有脂肪细胞知道

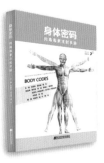

《身体密码》

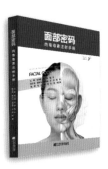

《面部密码》

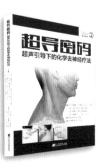

《超导密码》

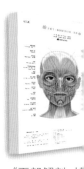

《面部解剖·拌

有 态 度 、 有 深 度 、 有 温 度 的 医 学 文 化 传 播 机